David B. Agus
Der einfache Weg zu einem langen Leben

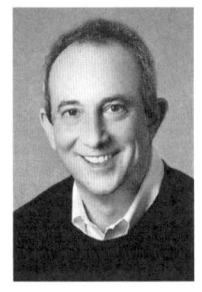

Dr. med. David B. Agus ist einer der renommiertesten Onkologen Amerikas. Als Mediziner und Ingenieur entwickelt er zukunftsweisende High-Tech-Methoden zur Therapie von Krebs. Er hält zwei Professuren und leitet das USC's Westside Cancer Center und das Center for Applied Molecular Medicine. Er wurde vielfach ausgezeichnet, u. a. mit dem »Physician Research Award« der amerikanischen Krebsgesellschaft und dem Titel »Rockstar of Science« des Männermagazins GQ. 2013 erschien im Piper Verlag sein internationaler Bestseller »Leben ohne Krankheit«.

David B. Agus
mit Kristin Loberg

Der einfache Weg
zu einem langen Leben

Aus dem Amerikanischen
von Ursula Pesch

Illustrationen von
Chieun Ko-Bistrong

Piper München Zürich

Mehr über unsere Autoren und Bücher:
www.piper.de

Die Originalausgabe erschien 2014 unter dem Titel »A Short Guide
to a Long Life« bei Simon & Schuster, Inc., New York.

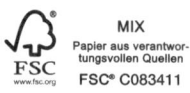

ISBN 978-3-492-05634-2
© 2014 by Dr. David B. Agus
© der deutschsprachigen Ausgabe: Piper Verlag GmbH,
München 2014
Illustrationen © 2014 by Chieun Ko-Bistrong
Umschlaggestaltung: Büro Jorge Schmidt, München
Umschlagabbildung: plainpicture
Autorenfoto: Phil Channing
Satz: Fotosatz Amann, Memmingen
Druck und Bindung: CPI books GmbH, Leck
Printed in Germany

Für meine Frau, Partnerin und große Liebe,
Amy Povich,
und unsere geglückten genetischen Experimente,
Sydney und Miles

Eine kurze Vorbemerkung

Hippokrates, ein griechischer Arzt des 5. und 4. Jahrhunderts v. Chr., gilt als der Vater der westlichen Medizin. Er war einer der ersten Ärzte, die wichtige »Gesundheitsregeln« vermittelten; dies zeigen seine zahlreichen inzwischen berühmten Weisheiten. Die unten aufgeführten Beispiele sind auch noch für die heutige Medizin von verblüffend großer Bedeutung. Tatsächlich könnte man behaupten, dass unsere moderne Welt die Medizin zwar um die Wissenschaft und um Daten bereichert hat, Hippokrates' Beobachtungen und Empfehlungen jedoch schon vor über 2000 Jahren bemerkenswert akkurat waren.

Gehen ist des Menschen beste Medizin.

Unsere Nahrungsmittel sollten Heilmittel, unsere Heilmittel Nahrungsmittel sein.

Erkläre die Vergangenheit, erkenne die Gegenwart, sage die Zukunft voraus.

Primum nil nocere. (Zuerst einmal nicht schaden.)

Es ist wichtiger zu wissen, welche Person eine Krankheit hat, als zu wissen, welche Krankheit eine Person hat.

Wenn wir jedem Individuum das richtige Maß an Nahrung und Bewegung zukommen lassen könnten, hätten wir den sichersten Weg zur Gesundheit gefunden.

Ein weiser Mensch sollte erkennen, dass Gesundheit sein wertvollster Besitz ist, und lernen, wie er seine Krankheit nach seinem eigenen Urteil behandeln kann.

Die Natur widersetzt sich allem Übermaß.

Auch gar nichts zu verschreiben ist zuweilen eine vortreffliche Medizin.

Zweierlei sind Einsicht und Einbildung. Erstere erzeugt Wissen, letztere Nichtwissen.

Hippokrates (circa 460 v. Chr.–377 v. Chr.)

Inhalt

Einleitung: Die Macht der Vorbeugung

Mindestens zweimal pro Woche sage ich einem Patienten, dass ich nichts mehr in meinem Arsenal habe, um seinen Krebs zu bekämpfen. Es ist vorbei, und in den meisten Fällen ist das Ende nah. An dieses qualvolle Gespräch habe ich mich nie gewöhnen können. Aber es gehört zu meinen Aufgaben als Arzt. Es ist unerträglich, dass unsere heutige Krebsbehandlung mit wenigen beachtenswerten Ausnahmen nicht besser ist als vor fünfzig Jahren. Noch ärgerlicher ist, dass viele meiner Patienten ihren Krebs oder andere lebensverändernde Krankheiten hätten vermeiden können, wenn sie früher in ihrem Leben ein paar Dinge anders gestaltet hätten. Das macht diese Gespräche noch verstörender. Ich bin mir ziemlich sicher, dass die meisten Leute die überwiegende Mehrzahl heutiger Krankheiten hinauszögern oder ganz verhindern könnten – nicht nur den Krebs, sondern auch Herz- und Nierenleiden, Schlaganfälle, Fettleibigkeit, Diabetes, Autoimmunerkrankungen, Demenz und andere neurodegenerative Erkrankungen –, wenn sie frühzeitig ein paar gesunde Gewohnheiten übernehmen und krank machende Gewohnheiten meiden würden.

Die beste Art, nicht nur den Krebs, sondern auch alle

anderen Leiden zu bekämpfen, die sich typischerweise im Laufe der Zeit entwickeln, ist, ihnen vorzubeugen. In den USA sind jährlich sieben von zehn Todesfällen auf chronische Krankheiten wie die zuvor erwähnten zurückzuführen. Herzleiden, Krebs und Schlaganfälle sind für über 50 Prozent aller Todesfälle pro Jahr verantwortlich. Etwa die Hälfte von uns lebt derzeit mit einer chronischen Erkrankung.

Doch Vorbeugung lässt sich nur schwer verkaufen. Prüfen Sie sich einen Moment lang selbst: Können Sie sich vorstellen, in welcher Verfassung Sie sich in zwanzig, dreißig oder vierzig Jahren befinden werden? Wir alle wollen heute unseren Vorstellungen entsprechend leben und bezahlen den Preis dafür später. Dass meine Patienten diesen Preis bezahlen, erlebe ich täglich – ich brauche ihnen einfach nur in die Augen zu schauen.

Mir wäre nichts lieber, als dass mein Job überflüssig würde. Stellen Sie sich eine Welt vor, in der wir alle an Altersschwäche sterben – unsere Körper gehen kaputt, so wie ein altes Auto mit Hunderttausenden von Kilometern auf dem Tacho. Eines Tages springt der Motor nicht mehr an, und nichts kann ihn wieder zum Leben erwecken. Bis 1951 durfte in den USA noch »Altersschwäche« als Todesursache auf einem Totenschein stehen. Danach mussten wir eine spezifische Krankheit, Verletzung oder Komplikation angeben. Es ist schon erstaunlich, dass in einer hoch technisierten Welt, die uns Zugang zu weitreichendem Wissen über den Erhalt unserer Gesundheit bietet, vermeidbare, nicht übertragbare Krankheiten für mehr Todesfälle weltweit verantwortlich sind als alle anderen Ursachen zusammengenommen. Nur selten hören wir, dass jemand mit 99 Jahren friedlich im Schlaf dahingeschieden ist. Stattdessen hören wir von Menschen, die entsetzlich gelitten haben und schließlich nach einem langen »Kampf« ihrer Krankheit erlegen sind.

In unserem Informationszeitalter, in dem die Medien Gesundheitstipps wie Süßigkeiten austeilen, ist es sehr mühevoll geworden, gesund zu bleiben. Denken Sie nur an Ihre eigene Suche nach der Wahrheit darüber, was gut – oder schlecht – für Sie ist. Üblicherweise verlassen wir uns darauf, dass Experten uns sagen, wie wir leben sollen – auf Presseberichte über die jüngsten wissenschaftlichen Erkenntnisse, auf Bestseller, die die eine oder andere Theorie anpreisen, auf Regierungsempfehlungen, auf Behauptungen auf Produktetiketten und auf Ärzte wie mich. Doch wir werden mit einer Flut von Ratschlägen bombardiert, die sich zudem noch häufig widersprechen. Was sollen wir mit einem großartigen Medienbericht über eine neue Studie anfangen, die ergeben hat, dass Multivitamine dem Krebs effektiv vorbeugen – nur um am nächsten Tag einen anderen Medienbericht zu lesen, in dem es heißt, Multivitamine könnten das Krebsrisiko erhöhen und würden nichts zur Herzgesundheit beitragen? (Und was das Ganze nur noch schlimmer macht: Wir erfahren, dass die Firma, die die Vitamine herstellt, auch die Medikamente zur Krebsbekämpfung herstellt!)

Mit meinem ersten Buch *Leben ohne Krankheit* verfolgte ich einen einfachen Zweck: andere an dem teilhaben zu lassen, was ich beim Kampf gegen den Krebs gelernt hatte, einem Kampf, bei dem wir Mediziner in der Hoffnung auf Neuerungen, mit denen sich das Leben der Menschen verlängern lässt, immer wieder Risiken eingehen. Während sich die Krebssterberate in den vergangenen fünfzig Jahren nicht wesentlich verändert hat, hing der Fortschritt beim Kampf gegen andere Krankheiten von einzelnen Entdeckungen ab, die es uns ermöglicht haben, sie zu behandeln oder auszumerzen. Beispiele hierfür sind unter anderem die Verwendung von Statinen (Cholesterinsenkern) zur Vorbeugung von Herz-Kreislauf-Erkrankungen und Schlaganfällen, von Antibiotika zur Bekämpfung von bakteriellen Infektionskrankheiten sowie von Virostatika und Impfstoffen, die bestimmte Viren bekämpfen und vor ihnen schützen. Hinzu kommt ein erhöhtes Bewusstsein für die Risiken, die mit Verhaltensfaktoren wie dem Rauchen, einer schlechten Ernährung oder einer Überernährung einhergehen. Doch warum ist es uns über diese vereinzelten Verbesserungen hinaus nach wie vor nicht gelungen, erfolgreichere Methoden zur Behandlung und Heilung chronischer degenerativer Erkrankungen zu entwickeln, die sich oft nicht auf einen einzigen Übeltäter zurückführen lassen?

Seit Jahrzehnten versuchen wir, unser Verständnis des Körpers und seiner potenziellen Zusammenbrüche auf eine ganz bestimmte Ursache zu reduzieren: eine Mutation, einen krank machenden Keim, ein Gebrechen oder eine Zahl wie die der Leukozyten, den Blutzuckerwert oder einen Triglyceridwert. Doch dies hat uns weit weggeführt von einer Betrachtungsweise, die nicht nur verändern könnte, wie wir für unseren Körper sorgen, sondern auch, wie wir die nächste Generation von Behandlungsmethoden und in manchen Fällen Heilmitteln entwickeln. Der ursprüngliche Titel des Buches *Leben ohne Krankheit*, auf dem dieser Leitfaden basiert, lautete *Was ist Gesundheit?* – eine Frage, die mich und meine Kollegen bis heute beschäftigt. Ich weiß nicht, was wahre Gesundheit ist. Wir können natürlich versuchen, Gesundheit auf eine Vielzahl von Arten zu messen – Gewicht, Cholesterin, Blutzucker, Zählung der Blutkörperchen, wie jemand aussieht, wie gut jemand schläft. Aber das verrät mir nicht viel über Ihr Gesamtbefinden und darüber, wie viele Jahre und Tage Ihnen vielleicht noch bleiben. Das hat mich motiviert, meine Patienten dazu zu drängen, ihre Gesundheit als komplexes System von Prozessen zu betrachten, die sich nicht dadurch erklären lassen, dass man sein Augenmerk nur auf einen Pfad oder Schwerpunkt richtet. In vielen Fällen hilft es nichts, wenn wir versuchen, eine bestimmte Krankheit zu verstehen. Wir müssen sie einfach nur kontrollieren, ähnlich wie ein Fluglotse Flugzeuge dirigiert, ohne genau zu wissen, wie man eins fliegt. Diese radikal andere Betrachtungsweise der Gesundheit kann uns die Tür zu künftigen Lösungen und sogar Heilverfahren öffnen.

In vollem Umfang begriffen habe ich die mit dem Thema Gesundheit verbundenen Schwierigkeiten wohl erst, als ich begann, mit Lesern über mein vorheriges Buch zu diskutieren und auf Leserzuschriften zu antworten. Ich wurde sehr schnell mit Fragen bombardiert wie: Was ist Ihre eigentliche Motivation, ein Buch zu schreiben? Warum gehen Sie mit verschreibungspflichtigen Arzneimitteln hausieren? Wie soll ein Arzt, der die Superreichen behandelt, einem Durchschnittsmenschen, der bloß eine einfache Krankenversicherung hat, irgendetwas vermitteln, was diesem nützt? Lassen Sie mich kurz auf die letzte Frage eingehen: Bei der Mehrzahl meiner »Verordnungen« in diesem Leitfaden handelt es sich um erstaunlich einfache Dinge: zum Beispiel bequeme Schuhe zu tragen (Regel 59) und täglich um dieselbe Zeit zu Mittag zu essen (Regel 3). Wie viel kostet es, sich an einen festen Zeitplan zu halten und mehr zu Fuß zu gehen (Regel 16)? Anders gefragt: Wie viel werden Sie sparen, wenn Sie auf Ihre Vitamine und Nahrungsergänzungsmittel verzichten (Regel 62)? Wie viel einfacher wird Ihr Leben werden, wenn Sie wissen, dass es besser ist, tiefgefrorenes Gemüse zu essen als so manche Frischwaren (die nicht annähernd so frisch sind, wie Sie meinen; siehe Regel 5). Und selbst wenn ich etwas vorschlage wie ein DNA-Screening, für das man bezahlen muss, gibt es oft eine preiswerte, wenn nicht gar kostenlose Alternative (siehe Regel 19), die noch informativer und nützlicher sein kann.

Als ich im Herbst 2012 in der *Dr. Oz Show* auftrat, wurde ich als der umstrittenste Arzt der USA angekündigt. Aber ich glaube, ich bin genau das Gegenteil. Ich empfehle nichts, was nicht durch sorgfältig kontrollierte klinische Versuche abgesichert ist – Studien, die der strengen wissenschaftlichen Methode gerecht werden. In dieser Hinsicht bin ich einer der konservativsten Ärzte Amerikas. Die Menschen neigen dazu, bestimmte Dinge als aggressiv oder umgekehrt als Mainstream zu etikettieren. Viele Leute denken, die tägliche Einnahme von Aspirin und Statinen sei aggressiv, die Einnahme von Vitaminen hingegen Mainstream. Doch die Daten erzählen eine völlig andere Geschichte: Sie zeigen, dass Aspirin und Statine Ihr Risiko, Opfer verschiedener Krankheiten zu werden (das, was die Wissenschaftler als »Gesamtmortalität« bezeichnen), signifikant *verringern* können, während Vitamine und Nahrungsergänzungsmittel Ihr Risiko für eine Vielzahl von Krankheiten, einschließlich Krebs, möglicherweise *erhöhen*. Ich kann verstehen, dass man argwöhnisch wird, wenn ein Arzt eine

Pille anpreist, und dass man dann annimmt, da sei sicherlich eine Vergütung oder ein finanzieller Anreiz im Spiel. Nur damit das klar ist: Ich habe keine Finanzbeziehungen zu Pharmaunternehmen. In der Vergangenheit wurde ich dafür bezahlt, vor Pharmamanagementteams Vorträge zu halten, hatte aber nie etwas mit Pharmamarketing zu tun. Wenn ich bestimmte Medikamente oder Medikamentenklassen vorschlage, geschieht dies aus einem guten Grund: weil sie nachweislich nutzen.

Es macht mir nichts aus, Kontroversen anzuheizen und Menschen zu inspirieren, Fragen zu stellen. Die Ausgaben für Lebensmittel und Gesundheit machen zusammengenommen mehr als 30 Prozent der US-Wirtschaft aus, und dennoch bringen unsere politischen und gesellschaftlichen Führungskräfte diese wichtigen Themen nicht zur Sprache. Sie streiten sich vielleicht über die Finanzierung der Gesundheitsreform, doch ich würde mir wünschen, dass sie der Reform selbst mehr Aufmerksamkeit schenkten. Es ist mir unbegreiflich, dass die Diskussionen sich allein darum drehen, wie die Gesundheitsfürsorge finanziert werden kann, statt darum, wie wir sie immer überflüssiger machen könnten. Meine Motivation, dieses Buch zu schreiben, basiert in der Tat zum Teil darauf, Sie – die die Gesundheitsfürsorge in Anspruch nehmen – zu Agenten des Wandels zu machen, angefangen bei sich selbst. Jeder Einzelne von uns kann etwas verändern, wenn er sich daran beteiligt, den Gesamtbedarf an Gesundheitsfürsorge zu reduzieren. Das Ergebnis wird einem der fundamentalen Gesetze des Einmaleins der Ökonomie folgen: Wenn wir anfangen, ein gesundes, robustes Leben zu führen, wird sich unser Bedarf an Gesundheitsfürsorge verringern.

Damit geht die Nachfrage zurück, und die Kosten sinken. So einfach ist das.

Der andere wichtige Grund, dieses Buch zu schreiben, ist wahrscheinlich ziemlich offensichtlich: Ich möchte, dass diese Regeln so viele Menschen wie möglich erreichen. Nach dem Erscheinen von *Leben ohne Krankheit* baten mich viele Leser, meine Gesundheitsregeln so zusammenzufassen, dass sie so etwas wie einen Spickzettel zur Hand haben. In meinem vorherigen Buch habe ich verstärkt Wert auf Hintergrunderklärungen gelegt. Das werde ich hier nicht tun. Ich werde auch keine medizinische Terminologie oder abgehobene Sprache verwenden, um meine Ideen zu vermitteln. Dieses Buch ist sehr direkt und einfach gehalten – es geht hier weniger um Theorie, Forschung, Geschichte und Wissenschaft als vielmehr um grundlegende Praktiken, die Sie in Ihrem Alltagsleben verwirklichen können. Nichts davon sollte als starre Anweisung verstanden werden. Von allen Regeln, die ich hier vorstelle, ist die wichtigste die: Sie müssen herausfinden, was für Sie richtig ist. Die 65 Regeln sind jeweils von einem oder zwei erklärenden Absätzen begleitet. Einige erfordern jedoch wenig oder gar keine Erklärung (Regel 29: Lächeln Sie), und ich hoffe, dass Sie sie einfach für bare Münze nehmen.

Dieses Buch soll Ihrer Unsicherheit, wie Sie gesund leben können, ein Ende setzen – damit Sie sich in jedem Alter so phantastisch wie möglich fühlen. Wie ich in meinem vorherigen Buch gesagt habe:

Ich möchte Ihnen nicht vorschreiben, wie Sie leben oder was Sie essen sollen. Ich möchte Ihnen auch keine Diagnose stellen. Stattdessen möchte ich Ihnen die Mög-

lichkeit geben, die Kontrolle über Ihren Körper und über Ihre zukünftige Gesundheit selbst in die Hand zu nehmen. Die Vorschläge, die Sie hier finden, sind eher Algorithmen für einen Lebensstil – Denkhilfen für die Abwägung der unendlichen Auswahlmöglichkeiten, die wir in unserem Leben haben. Diese Auswahl muss entsprechend unseren Werten und den persönlichen ethischen Ansichten und Verhaltensregeln getroffen werden. Weil es keine einheitliche Antwort auf die Frage gibt, was Gesundheit ist, führen diese Richtlinien zu ebenso vielen »gesunden« Lebensweisen, wie es Leser gibt.

Mein Ziel ist es, Ihnen zu helfen, so gesund wie möglich zu sein, ob Sie gegenwärtig gerade mit einer Krankheit zu kämpfen haben oder nicht. Ich möchte Sie ermutigen, sich Ihr Verständnis von Gesundheit genau anzusehen und Ihren Geist für eine veränderte Sichtweise zu öffnen. Ihr Leben könnte sich dadurch bedeutend verbessern.

Dass wir überhaupt daran erinnert werden müssen, was gesundes Leben heißt, obwohl uns die Medien täglich mit Ratschlägen bombardieren, ist ein deutliches Zeichen unserer Verwirrung. Ich kann nur hoffen, dass Sie beim Lesen dieses Buches nicht nur das Wissen mitbekommen, wie Sie sich der modernen Wissenschaft und Medizin bedienen, um Vorteile daraus zu ziehen, sondern auch die Weisheit, das Gute vom Fragwürdigen zu trennen, um die besten Entscheidungen für sich selbst treffen zu können. Außerdem hoffe ich, dass Ihre Zukunft von der Freiheit der Entscheidung bestimmt sein wird und dass diese Sie, wenn es notwendig ist, auf den Weg der Heilung führt. Nur Sie selbst können Krankheit überwinden.

Ich habe diesen Leitfaden in drei Bereiche gegliedert. Der erste, »Was Sie tun sollten«, beschreibt genau das: Dinge, die Sie tun können, um zum Architekten Ihrer Gesundheit zu werden. Der zweite Teil, »Was Sie vermeiden sollten«, bietet meine Regeln für all das, wovon Sie sich fernhalten sollten, weil es Ihrer Gesundheit schaden kann. Einige dieser Regeln wie die, riskante Verhaltensweisen einzuschränken und suboptimale Zutaten in Nahrungsmitteln zu meiden, liegen auf der Hand, andere wie jene, den Übertreibungen in den Medien nicht zum Opfer zu fallen und medizinische Informationen nicht geheim zu halten, sind nicht ganz so naheliegend. Ich werde Ihnen dabei helfen, zwischen einem Hype und Hilfreichem unterscheiden zu lernen und zu erkennen, auf welche Weise Sie davon profitieren können, wenn Sie die Welt an Ihren medizinischen Erkenntnissen teilhaben lassen. Teil drei, »Ärztliche Anordnungen«, vereinfacht meine Empfehlungen noch dadurch, dass der von mir erstellte Plan sich auf das Jahrzehnt bezieht, in dem Sie sich befinden (in den Zwanzigern, Dreißigern, Vierzigern und so weiter). Dies ist Ihr aktueller Spickzettel – die Liste von Punkten, an die Sie sich im jeweiligen Alter halten sollten. Struktur und Inhalt dieses Buches führen zwangsläufig dazu, dass sich bestimmte Dinge wiederholen, und zwei unterschiedliche Regeln können zum selben Ergebnis führen. Meine Hoffnung ist die, dass Sie sich die Prinzipien leichter einprägen, wenn ich sie auf unterschiedliche Weise präsentiere. Genießen Sie die Lektüre, und ich baue darauf, dass eine Handvoll dieser Regeln Ihnen im Gedächtnis haften bleibt und Ihre Lebensqualität verbessert.

Bevor wir loslegen, möchte ich Ihnen zunächst einige wichtige Grundregeln vorstellen.

Grundregel 1

Gesundheitsinformationen sind eine bewegliche Größe. Empfehlungen von heute können sich morgen ändern. Die folgenden Regeln basieren auf jenen derzeit verfügbaren Daten, die auf überzeugende Weise die besten Wege zur Verringerung Ihres Krankheitsrisikos aufzeigen. Natürlich können Sie einzelne, nicht wiederholte Studien finden, die meine Ideen widerlegen, doch so funktioniert Wissenschaft nicht. Wenn Wissenschaftler sich zu einem Thema äußern, können sie sich nicht einfach auf einzelne Studien verlassen, die ihre Ansicht stützen. Sie müssen vielmehr alle Studien zu diesem Thema berücksichtigen und deren Ergebnisse prüfen. Genau das geschieht bei einer Metaanalyse. Aus diesem Grund wurzeln all meine Empfehlungen in Studien, die diesem Standard gerecht werden. Und das wird auch in Zukunft so bleiben. Wenn der Tag kommt, an dem die Wissenschaft eine etablierte »Wahrheit« vom Thron stürzt oder eine allgemein akzeptierte Tatsache völlig auf den Kopf stellt, werde ich diese neue Sichtweise voller Spannung und Entschlossenheit (und damit eine neue Regel) willkommen heißen.

Grundregel 2

Die in diesem Buch vorgestellten Regeln sollten nicht als pauschale Empfehlungen aufgefasst werden, schon gar nicht, wenn es sich um verschreibungspflichtige Medikamente handelt. Vielmehr geht es darum, dass Sie mit Ihrem Arzt und Ihrer Familie über sie sprechen und vor allem auch Ihre inneren Grundwerte berücksichtigen. Nehmen Sie sich also die Zeit, jede neue Richtung, die Sie Ihrem Leben geben möchten, gründlich zu überdenken und zu erörtern. Denken Sie auch daran, dass Gesundheit ständig im Wandel begriffen ist (siehe Grundregel 1). Sie müssen sich, wenn Sie älter werden, Veränderungen anpassen. In der Wissenschaftssprache sagen wir, dass Menschen »emergente Systeme« sind – sie verändern und entwickeln sich ständig. Der Körper reguliert sich erstaunlich gut selbst. Sie brauchen nicht viel zu tun, um seine Gesundheit und sein optimales Wohlbefinden zu unterstützen. In der letzten Stunde wurden zum Beispiel eine Million Zellen in Ihrem Körper ersetzt, ohne dass Sie darüber nachdenken mussten.

Grundregel 3

Sie sind für sich selbst verantwortlich. Dieses Buch ist als Leitfaden gedacht, der Ihnen dabei helfen soll, zu erkennen, wann Sie sich selbst beobachten und wann Sie Dinge infrage stellen sollten. Sollte ich etwas vorschlagen, was Sie verärgert oder was Sie kategorisch ablehnen, lesen Sie einfach weiter. Ziel meiner Botschaft ist es, Ihnen zu vermitteln, wie Sie ein produktives Gespräch mit sich selbst und mit Ihrem Arzt führen können, und Ihr Bewusstsein dafür zu schärfen, dass die Dinge, die Sie heute tun, morgen Auswirkungen zeigen werden. Wenn Sie auf eine Regel stoßen, mit der Sie sich unwohl fühlen, dann denken Sie daran, dass keine der Regeln absolut perfekt ist. Statt sie einfach abzulehnen, sollten Sie nach besseren Studien und einer besseren Technologie fragen. Wir müssen auf Fortschritte drängen. Hier ein Beispiel: Aspirin mag als Wundermittel angepriesen werden (Regel 22), aber es ist immer noch mangelhaft, wenn man die Nebenwirkungen bedenkt, die es verursachen kann, allen voran innere Blutungen und Magenbeschwerden. Wir sollten hinterfragen, warum die National Institutes of Health so wenig Geld dafür ausgeben, besseres Aspirin herzustellen, damit wir seine wunderbaren Früchte ohne die potenziellen Nebenwirkungen ernten können.

Ein letztes Eingeständnis: Ich gebe zu, dass mich Michael Pollans *64 Grundregeln ESSEN*, die von seinem Bestseller *Lebens-Mittel. Eine Verteidigung gegen die industrielle Nahrung und den Diätenwahn* inspiriert waren, so beeindruckt haben, dass sein Buch als Modell für das vorliegende diente. In *Leben ohne Krankheit* verweise ich einige Male auf Pollan, weil ich seine Ansichten zu Ernährungsfragen zutiefst respektiere und der Meinung bin, dass er die Fakten brillant darlegt. So wie *64 Grundregeln ESSEN* also eine Reihe prägnanter, leicht einprägsamer Regeln zum klugen Essen bietet, enthält mein *Einfacher Weg zu einem langen Leben* eine Reihe von Regeln zum klugen Leben. Das schließt natürlich ein paar Regeln zum Essen und zum Kauf von Lebensmitteln ein, doch ich werde darüber hinaus auch all die anderen Faktoren ansprechen, die der Gesundheit förderlich sind. Ich habe mein Bestes getan, um den Leitfaden kurz und knackig zu gestalten, gleichzeitig aber mein Versprechen gehalten, Ihnen das Rezept für ein langes und gesundes Leben an die Hand zu geben.

Teil I

Was Sie tun sollten

1 Hören, schauen, fühlen
(und Ihre Körperfunktionen messen)

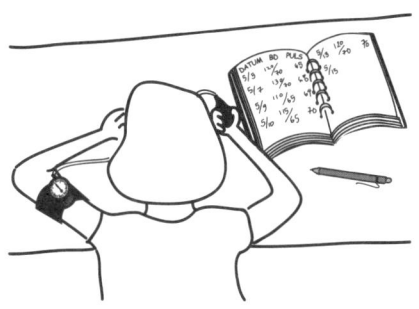

Heutzutage ist es leichter, den eigenen Blutdruck und Puls zu kennen, als ein Münztelefon zu finden. Wenn ich eine Regel über alle anderen stellen müsste, wäre es diese: Lernen Sie sich selbst kennen. Deswegen beginne ich die Liste dessen, was Sie tun sollten, mit der Empfehlung, eine Bestandsaufnahme der Merkmale, Charakteristika, Vitalfunktionen und anderen Gesundheitsparameter Ihres Körpers zu machen, die relativ leicht zu ermitteln sind. Lassen Sie uns das Konzept *hören, schauen und fühlen* besser verstehen lernen. Nehmen Sie solche Messungen vor, die sich mit einem Handmessgerät oder in einer örtlichen Apotheke durchführen lassen oder gar keine Hardware, sondern allein Ihre inneren Gedanken und Empfindungen erfordern. Schreiben Sie auf, wie Sie sich generell fühlen, wie gut Sie schlafen, ob Sie irgendwelche Schmerzen oder Beschwerden haben und welche

Aktivitäten oder Lebensmittel Ihren Körper zu irritieren scheinen. Wie viele von uns halten nie inne und fragen sich: Fühle ich mich gesund? Fällt es mir schwer, morgens aus dem Bett zu kommen? Folgen die Zeiten, in denen ich mich elend oder phantastisch fühle, einem bestimmten Muster? Sie werden überrascht sein, wie mühelos sich die Geheimnisse der Launen und Rhythmen Ihres Körpers entschlüsseln lassen, wenn Sie sich nur darauf einstellen!

Wenn Sie das Ganze etwas genauer angehen wollen, sammeln Sie Hinweise auf die Signale Ihres Körpers, indem Sie drei Monate lang täglich die folgenden Informationen festhalten: die Tageszeit, Ihren Blutdruck, Ihren Puls und was zu diesem Zeitpunkt gerade vor sich geht (Sie haben zum Beispiel gerade gefrühstückt, Sie sind beim Aufwachen unruhig, Sie sitzen entspannt vor dem Fernseher, oder Sie haben mit der Post eine schlechte Nachricht erhalten). Wählen Sie für Ihre Selbstuntersuchung verschiedene Tageszeiten, denn auf diese Weise erhalten Sie Aufschluss darüber, wann zum Beispiel Ihr Blutdruck hoch oder Ihre Stimmung gedrückt ist. Diese Übung sollten Sie dann im Laufe des Jahres wiederholen, vorzugsweise alle paar Monate, um Veränderungen festzustellen. Warten Sie nicht, bis Sie in der Arztpraxis sind, denn da befinden sich die meisten von uns nur selten. Nehmen Sie jedoch zu Ihrem nächsten Arzttermin Ihr persönliches Gesundheitstagebuch mit. Die Ausrüstung zur Messung Ihres Blutdrucks können Sie in den meisten Apotheken kaufen, einige Geräte sogar als App für Ihr Smartphone herunterladen (siehe Regel 2).

Ich bin ein entschiedener Anhänger der sogenannten personalisierten Medizin, das heißt einer Gesundheitsversorgung, die Ihrer Physiologie, Ihren Erbanlagen, Ihrem Wertesystem und Ihrer persönlichen Situation angepasst ist. Die Medizin verfügt nun endlich über die Technologie, um Behandlung und Vorsorge so maßgerecht auf den Einzelnen zuzuschneiden wie eine Schneiderin ein maßgeschneidertes Kleidungsstück. Aber Sie müssen den Anfang machen. Sie werden die Vorteile der personalisierten Medizin erst genießen können, wenn Sie sich Ihren einzigartigen Körper genauer ansehen.

Im Folgenden finden Sie eine Liste allgemeiner Fragen, die Sie sich alle paar Monate, nachdem Sie drei Monate lang ausführlich Tagebuch geführt haben, während Ihres persönlichen Check-ups stellen sollten:

- Wie würden Sie im Großen und Ganzen Ihre Energie einstufen?
- Gibt es irgendetwas Ungewöhnliches zu berichten (Haut, Haare, Empfindungen, Atmung, Appetit, Verdauung)?
- Leiden Sie an einer chronischen Krankheit?
- Wie hoch würden Sie auf einer Skala von 1 bis 10 Ihre Stressbelastung einstufen?
- Sind Sie glücklich?
- Was möchten Sie in Ihrem Leben ändern?
- Wie viel wiegen Sie? (Wiegen Sie sich einmal pro Woche oder alle zwei Wochen.)

Natürlich sollten diese Fragen auch an Tag 1 gestellt werden. Und seien Sie ehrlich.

2 Werden Sie zum »Selbstvermesser«

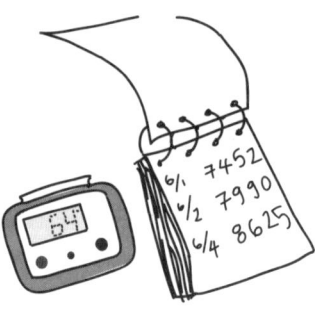

Täglich lese ich, dass mal wieder irgendein neues technisches Spielzeug oder eine neue App auf den Markt gekommen ist, die mir helfen kann, meine Gesundheit und Zufriedenheit im Auge zu behalten. (Bei der letzten Zählung gab es allein über 7000 Smartphone-Apps für das Self-Tracking, und der Markt für Self-Tracking-Geräte explodiert.)

Wie viele Schritte haben Sie heute gemacht? Wie viel Zeit haben Sie letzte Nacht im REM-Schlaf verbracht? Wie schnell haben Sie Ihr Mittagessen verputzt? Wie hoch ist Ihr Puls? Wie viele Kalorien verbrennen Sie? Wie hoch ist Ihr Blutsauerstoffgehalt? Wie steht es nachts um die elektrische Aktivität Ihres Gehirns? Wie gestresst sind Sie? Welche Gefühle haben Sie? Mit dem richtigen Gerät können Sie all diese Fragen beantworten (obwohl ich doch stark hoffe, dass Sie ohne ein digitales Lesegerät Ihr Befinden einschätzen können).

Wenn Sie aus Regel 1 den größten Nutzen ziehen möchten, sollten Sie erwägen, Ihre Werte mithilfe raffinierter Geräte zu messen. 2007 sahen ein paar gescheite *Wired*-Redakteure Folgendes kommen: den Tag, an dem die digitale Selbstvermessung für uns so selbstverständlich sein würde wie die manuelle Selbstvermessung für Santorio Santorio aus Padua, der im 16. und 17. Jahrhundert über einen Zeitraum von dreißig Jahren alles wog, was in seinen Körper hinein- und wieder aus ihm herauskam. Die *Wired*-Redakteure prägten den Begriff »quantifiziertes Selbst«, und dieses Bemühen, das menschliche Leben in all seinen Formen in Zahlen zu erfassen, hat sich bereits zu einer Bewegung entwickelt. Selbst wenn wir uns nicht der Idee verschreiben, ein Star-Trek-artiges Gerät zu tragen, behalten die meisten von uns dennoch den Überblick über gewisse Dinge in ihrem Leben wie Gewicht, Qualität des Schlafs und körperliche Aktivitäten – wenn auch nur um sicherzustellen, dass wir uns innerhalb der Parameter bewegen, denen zu folgen wir uns vorgenommen haben.

Aber mal im Ernst: Vielleicht erwägen Sie ja, Ihr Leben um eine Tracking-App oder irgendein Gerät zu bereichern. Es ist nicht möglich, sie hier alle aufzuführen, und wenn Sie dies lesen, wird es auf dem Markt sicherlich schon eine völlig neue Generation nützlicher Softwareprogramme und Geräte geben. Sie können heutzutage nahezu alles, was mit Gesundheit zusammenhängt, verfolgen, berechnen, planen und erforschen und diese Informationen personalisieren. Einige Apps können für Ihren Wohnort programmiert werden und Sie zum Beispiel über die saisonalen Lebensmittel in Ihrer Gegend auf dem Laufenden halten und über örtliche

Bauernmärkte informieren. Schon sehr bald werden uns kleine Geräte zur Verfügung stehen, die uns den ganzen Tag über Informationen über die Dynamik unseres Körpers liefern. Auch wenn wir derlei Geräte vielleicht nicht rund um die Uhr tragen wollen, könnten sie unglaublich leistungsfähige Hilfsmittel sein, die uns mit Ausgangswerten versorgen und uns in manchen Fällen zeigen, wann wir vielleicht etwas an unserem Verhalten ändern sollten. Es ist schwierig, sich in puncto Stress von einem wilden Stier in einen Menschen zu verwandeln, der die Ruhe selbst ist. Würde ein Gerät oder eine App Sie jedoch warnen, dass Sie eine Gefahrenzone betreten, könnte Sie das motivieren, Ihren Stress effektiv zu verringern.

Hilfsmittel sind entscheidend für unseren Erfolg in vielen Lebensbereichen – E-Mail und Handy ermöglichen es uns, zu kommunizieren, das Internet, zu recherchieren, Autos, an unser Ziel zu gelangen. Warum also glauben wir, solcher Hilfe nicht zu bedürfen, wenn es um unsere Gesundheit geht? Und die Hilfsmittel uns bereits zur Verfügung stehen? Denn diese sollen uns ja nicht in völlig ichbezogene Menschen verwandeln, sondern uns dabei helfen, besser auf uns achtzugeben. Ihre Nutzung wird den hierzu nötigen Anreiz steigern. Setzen Sie es sich zum Ziel, sich regelmäßig zu untersuchen und Tabellen zu führen. Hören Sie auf Ihren Körper und denken Sie daran: Sie selbst kennen Ihren Körper am besten.

Eine fortlaufend aktualisierte Liste interessanter Apps und Geräte finden Sie unter http://davidagus.com/ mhealth.

3 Bringen Sie Regelmäßigkeit in Ihr Leben

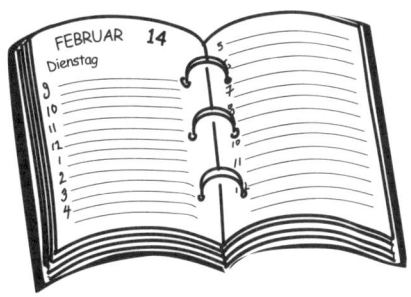

Ihr Körper liebt Vorhersagbarkeit. Sind Sie heute zur selben Zeit aufgestanden wie gestern? Werden Sie Ihre nächste Mahlzeit etwa um die gleiche Zeit essen, zu der Sie diese Mahlzeit gestern zu sich genommen haben? Eine der besten Möglichkeiten, physischen Stress zu verringern und den Gleichgewichtszustand des Körpers aufrechtzuerhalten (Homöostase), ist das Beibehalten fester Gewohnheiten, und zwar tagtäglich, 365 Tage im Jahr, nach bestem Wissen und Gewissen. Ja, unabhängig von Wochenenden, Feiertagen, gesellschaftlichen Anforderungen, Überstunden im Büro und anderen Ereignissen, die den Körper belasten und Ihre Pläne durcheinanderbringen.

Die vier Hauptbereiche, in denen Sie eine Menge dafür tun können, den Gleichgewichtszustand Ihres Körpers aufrechtzuerhalten, sind: der Schlaf-Wach-Rhythmus, die Essenszeiten, die Zeiten körperlicher Betätigung und der Zeitplan zur Einnahme verschriebener Medikamente. So wie Ihr Körper sich nach regelmäßigem Schlaf sehnt, so sehnt er sich auch nach regelmäßigen Essenszeiten. Wenn Sie in einen Körper hineinschlüpfen könnten, dessen Erwartung, um 12 Uhr zu Mittag zu essen, enttäuscht wurde, würden Sie Zeuge überraschender biologischer Vorgänge werden. Ihr Körper wird nicht nur Anzeichen von Hunger zeigen. Es kommt auch zu einer vermehrten Ausschüttung von Cortisol, dem Stresshormon, das Ihrem Körper signalisiert, bloß kein Fett mehr zu verbrauchen und möglichst Energie zu sparen. Mit anderen Worten: Wenn Sie Ihrem Körper die erwartete Nahrung vorenthalten, wird er Ihre Bemühungen sabotieren, abzunehmen oder ein Idealgewicht beizubehalten.

Aus dem gleichen Grund sollten Sie, wenn Sie keinen Hunger haben, das Gleichgewicht Ihres Körpers auch nicht durch Snacks zwischendurch oder durch wahlloses Essen zerstören, nur um einen Gefühlszustand wie Langeweile, Einsamkeit oder Depression zu bekämpfen. Wenn Sie normalerweise um 15 Uhr keinen Snack zu sich nehmen, dann greifen Sie nicht nach einem Apfelbeignet, um Ihr Spätnachmittagstief in den Griff zu bekommen. Sollten Sie jedoch einen Nachmittagssnack brauchen, halten Sie dafür feste Zeiten ein. Und lassen Sie sich dann statt Fettgebackenem eine Handvoll Nüsse, ein Stück Obst, in Hummus getunktes Gemüse oder Cracker mit Käse schmecken.

4 Machen Sie Ihre medizinischen Daten verfügbar

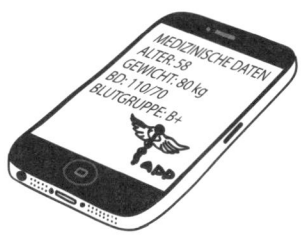

Haben Sie Kopien all Ihrer medizinischen Daten, und sind diese irgendwo online verfügbar? Warum nicht? Was, wenn Sie in der Notaufnahme landen und nicht sprechen können, aber eine potenziell tödliche Penicillinallergie haben – eben gegen das Medikament, das Ihnen der Arzt gerade spritzen will?

Heutzutage nutzen wir unsere Telefone und Rechner für so gut wie alles, mit einer Ausnahme: um unsere medizinischen Daten zu speichern und unsere Gesundheitsinformationen auf dem neuesten Stand zu halten. Speichern Sie all Ihre Daten in der Cloud, damit Sie sie immer zur Verfügung haben. Geben Sie einem zuverlässigen Familienmitglied (Ehegatten, Schwester oder Bruder, erwachsenem Kind) oder Freund Ihre Passwörter, damit sie, falls nötig, auf diese Dateien zugreifen können. Jeder braucht einen Partner bei der Gesundheitsvorsorge. Suchen Sie sich jemanden aus. Geben Sie dieser Person vollen Zugang zu all Ihren medizinischen Daten.

Sollten Sie diese Daten nicht ordentlich in Dateien gespeichert haben, bitten Sie Ihre Ärzte um Kopien der Akten. Nehmen Sie sich einen Nachmittag an einem Wochenende Zeit, um sie einzuscannen und zu digitalisieren. Sie können sie auch auf einem USB-Stick speichern, den Sie immer dabeihaben. Sie mögen vor dieser Aufgabe zurückschrecken, aber sie erfordert nur ein paar Stunden Zeit, von denen Sie für den Rest Ihres Lebens profitieren werden. Nur sehr selten tritt bei meinen Patienten in der Zeit von 9 Uhr bis 17 Uhr, wenn meine Praxis geöffnet ist und wir Zugang zu ihren Akten haben, ein medizinischer Notfall ein. Zu Problemen scheint es immer mitten in der Nacht, am Wochenende oder auf Reisen zu kommen! Wir alle haben unterschiedliche Gesundheitsprofile, doch diese Einzigartigkeit kann für Ärzte, die nichts über uns wissen, uns aber behandeln müssen, eine Herausforderung darstellen. In der Lage zu sein, ihnen all Ihre gespeicherten medizinischen Daten auszuhändigen, könnte lebensrettend für Sie sein.

5 Essen Sie echte Nahrung
(und lassen Sie den Apfel nicht weit
vom Stamm fallen)

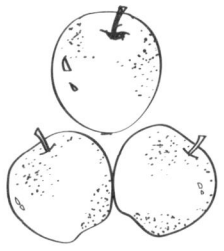

Die traurige Notwendigkeit, diese Regel aufstellen zu müssen, lässt sich am besten mit einem Zitat aus Michael Pollans Buch *Lebens-Mittel. Eine Verteidigung gegen die industrielle Nahrung und den Diätenwahn* zusammenfassen: »Dass jemand meint, ein Buch schreiben zu müssen, das den Leuten rät, ›esst Lebensmittel‹, könnte als Maß unserer Entfremdung und Verunsicherung empfunden werden.« Und in der Tat stellen Menschen täglich die Frage: Was soll ich essen?

Antwort: echte Nahrung.

Was macht echte Nahrung aus? Mit Ausnahme von tiefgekühltem Obst und Gemüse handelt es sich wahrscheinlich bei allem, was *nicht* mit einem Etikett und Nährwertangaben versehen ist, um echte Nahrung – so ironisch das auch klingen mag. Wenn Sie sich in Ihrem Lebensmittelladen (in der Obst- und Gemüse-, der Fleisch- und der Fischabteilung) umschauen, werden Sie echte Nahrung finden. Halten Sie sich fern von jenen Gängen, in denen sich Schachteln und Flaschen sowie anderer Lebensmittelschwindel in hübschen Verpackungen türmen. Sind auf einem Etikett Zutaten aufgeführt, die Sie weder aussprechen noch ohne Zuhilfenahme eines Chemiebuchs für Hochschulabsolventen definieren können, stellen Sie den Artikel zurück ins Regal und gehen Sie weiter! Konzentrieren Sie sich darauf, Lebensmittel zu konsumieren, die so naturbelassen wie möglich sind. Das wird Ihnen auch helfen, problematische Zutaten zu meiden, die Sie möglicherweise nicht vertragen.

Hüten Sie sich auch vor gesundheitsbezogenen Angaben. Wenn ein Produkt Ihnen sagen muss, dass es gut für Sie ist (mit Beschreibungen gesundheitsfördernder Eigenschaften und Behauptungen auf der Verpackung wie »fettarm!«, »zuckerarm!«, »light«, »cholesterinfrei!«, »gebacken, nicht frittiert«, »antioxidanzienreich« und »naturbelassen«), dann handelt es sich wahrscheinlich nicht um echte Nahrung. Überlegen Sie einmal: Damit Behauptungen aufgestellt werden können, müssen die Lebensmittel irgendwie verpackt werden, und sie müssen einen Test bestehen oder ein Kriterium erfüllen, um ein Gütesiegel zu bekommen. Das bedeutet, dass sie nicht wirklich echt und naturrein sein können. Auf den Etiketten von Orangensaft zum Beispiel finden wir viele gesundheitsbezogene Behauptungen (»Deckt den Tages bedarf an Vitamin C!«), doch die einsame frische Orange in einem Obstkorb wird mehr für Ihre Gesundheit tun als ein Glas Fruchtzucker ohne Fruchtfleisch. Wenn man Ihnen erklären muss, warum Sie etwas essen sollten, sollten Sie es *nicht* essen. Außerdem glauben viele Menschen, dass sie sich gesund ernähren, wenn sie Diätgerichte aus dem Kühlregal, fettfreies Eis oder Frozen Yogurt zu 100 Prozent natürlichen Fruchtsaft, fettarmen Käse, Energieriegel, Diätbrause, Biosnacks mit nur 100 Kalorien und dergleichen konsumieren. Doch wenn man den Nährstoffgehalt dieser Lebensmittel und die Reihenfolge betrachtet, in der die Zutaten aufgelistet sind – was Aufschluss über den Anteil der Inhaltsstoffe gibt –, wird man wahrscheinlich mehr Zucker, gesättigte Fette, Salz und Zutaten mit seltsamen Namen finden als irgendetwas anderes.

Und noch eine letzte Anmerkung zu dieser Regel: Wählen Sie beim Kauf von Frischwaren saisonabhängige Artikel aus. Wenn Sie im Februar Blaubeeren und alte Tomatensorten essen oder im Juni Rosenkohl und Kiwis, handelt es sich wahrscheinlich um Obst und Gemüse, das zu weit vom Stamm gefallen ist. Mit anderen Worten, es hat einen weiten Weg zurückgelegt, um zu Ihnen als Verbraucher zu gelangen. In dem Moment, in dem Obst und Gemüse geerntet wird, verändert es sich bereits chemisch und verliert an Nährwert. Dank moderner Transporttechnologien sind nun ganzjährig zu viele Obst- und Gemüsesorten verfügbar. Wir können zwar heutzutage das ganze Jahr über beinahe jedes Lebensmittel bekommen, doch auf Kosten der Nährstoffe. Haben die Erzeugnisse es in die Kisten und Regale Ihres örtlichen Supermarkts geschafft, enthalten die meisten von ihnen nicht mehr annähernd die Menge an Nährstoffen, die sie im Moment des Erntens noch hatten. Wenn Obst und Gemüse geerntet werden, bevor sie reif sind – was bei vielen von ihnen geschieht, damit sie den langen Transport überleben –, haben sie weniger Zeit, ihr Potenzial an Vitaminen und Mineralstoffen zu entwickeln.

Das Produkt sieht von außen vielleicht reif aus, wird aber nie denselben Nährwert haben wie ein vor der Ernte voll ausgereiftes Erzeugnis. Außerdem ist das frische Obst und Gemüse während des langen Transports vom Bauernhof zur Gabel viel Hitze und Licht ausgesetzt. Auch dadurch werden einige Nährstoffe abgebaut, vor allem empfindliche Vitamine wie C und B1. Was wir schließlich in den Mund stecken, ist ein nährstoffarmes Produkt, das möglicherweise auch Chemikalien enthält, die wir gern vermeiden würden.

Falls Sie keine wirklich frischen Erzeugnisse der Saison kaufen können, die vor Kurzem von einem nahe gelegenen Bauernhof angeliefert wurden, sollten Sie zur Tiefkühlabteilung Ihres Lebensmittelladens weiterziehen und sich für tiefgefrorenes Obst und Gemüse entscheiden, oft gekennzeichnet als »schockgefroren«.

Eingefrorenes Obst und Gemüse wird häufig geerntet, wenn es vollreif ist, zu einem Zeitpunkt also, zu dem es – im Allgemeinen – die meisten Nährstoffe enthält. Essen Sie Obst und Gemüse bald nach dem Kauf; das gilt auch für Tiefgefrorenes. Im Verlauf vieler Monate bauen sich unausweichlich auch die Nährstoffe in gefrorenem Gemüse ab. Und was wirklich frische Produkte angeht: Bitte beleidigen Sie die süße Frucht und das knackige Gemüse nicht dadurch, dass Sie sie in Ihrer Obstschale in der Küche oder im Gemüsefach Ihres Kühlschranks verderben lassen. Genießen Sie sie so bald wie möglich.

All das führt uns zu der Frage: Wie können wir wissen, was wirklich frisch ist? Lesen Sie hierzu die nächste Regel.

6 Sprechen Sie mit Ihrem Lebensmittelhändler

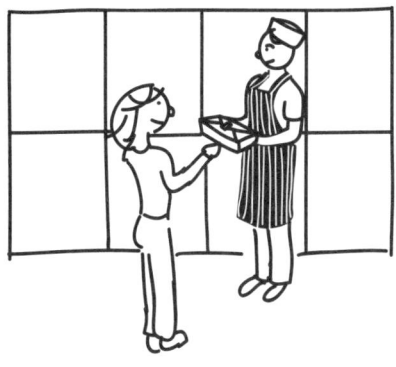

Auch wenn Sie kein Landwirt sind, der genau weiß, was gerade Saison hat, können Sie sich all die Informationen beschaffen, die Sie für einen klugen Einkauf benötigen, indem Sie ungeniert Ihren örtlichen Lebensmittelhändler ansprechen. Die Mitarbeiter, die die Waren in der Obst- und Gemüseabteilung auffüllen, können Ihnen zum Beispiel erklären, was gerade eingetroffen ist, woher es gekommen ist und wie es angebaut wurde. Der Verkäufer hinter der Fleischtheke kann Ihnen Einzelheiten über die Viehzüchter verraten, die das Fleisch geliefert haben, und die Dame hinter der Fischtheke kann Sie darüber informieren, welcher Fisch der frischste ist und ob er nach den Kriterien der Nachhaltigkeit gefangen wurde. Scheuen Sie sich nicht, diesen Leuten Fragen zu stellen. Sie geben liebend gern ihr Wissen weiter.

Und wenn Sie statt in den Lebensmittelladen zum örtlichen Bauernmarkt gehen, werden Sie auf Menschen treffen, die noch viel näher an der Quelle Ihrer Lebensmittel sitzen. Sprechen Sie also außer mit Ihrem Lebensmittelhändler auch mit den einheimischen Landwirten. Auf Bauernmärkten wird nur selten importierte Ware angeboten. Was Sie dort finden, könnte also frischer nicht sein. Wenn Sie die meisten Ihrer Frischwaren auf einem Bauernmarkt kaufen, vermeiden Sie automatisch nährstoffarme, industriell verarbeitete, saisonunabhängige Waren. Vielleicht müssen Sie ein bisschen mehr für Ihren Einkauf ausgeben, aber es lohnt sich. Sie bekommen das, wofür Sie bezahlen: Sie werden hochwertige Lebensmittel essen, sich einer hohen Lebensqualität erfreuen und nicht unzählige Rechnungen für Krankheiten bezahlen müssen, die Sie hätten vermeiden können. Hochwertige Lebensmittel schmecken zudem besser, sodass Sie wahrscheinlich mit weniger davon zufrieden sind und damit auch Ihre Kalorienzufuhr drosseln.

7 Legen Sie einen Gemüsegarten an

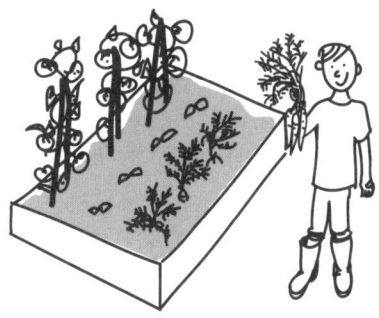

Diese Regel sollte für jeden verbindlich sein, der Kinder hat, vor allem kleine Kinder. Ich kenne keine bessere Methode, die Prinzipien von Gesundheit und gesunder Ernährung zu vermitteln, als Kindern zu zeigen, wie echte Nahrungsmittel in der Wachstumsphase aussehen. Das Anlegen eines Gartens zwingt Sie, zu lernen, was im Mai blüht und was im Dezember wächst. Und nichts, was Sie im Lebensmittelladen oder selbst auf dem Bauernmarkt kaufen, lässt sich in puncto Nährstoffgehalt mit Lebensmitteln vergleichen, die Sie aus Ihrem nur wenige Meter von der Küche entfernten Garten holen und sofort zum Kochen verwenden oder einfach roh essen.

Geraten Sie nicht in Panik, wenn Sie in einer klitzekleinen Wohnung leben oder keinen grünen Daumen haben. Seien Sie bereit, mit einfachen Pflanzen zu experimentieren, die in Ihrem Klima und auf dem Ihnen verfügbaren Raum gedeihen. In Ihrer örtlichen Gärtnerei werden Sie alle nötigen Informationen und Geräte (Töpfe, Erde, Samen) erhalten. Sie brauchen keinen Hektar Land zu besitzen und auch keine große ungenutzte Fläche in Ihrem Garten zu haben. Ein einfacher Blumenkasten tut es auch. Und Sie können damit beginnen, Kräuter und Gewürze (Petersilie, Basilikum, Minze und Salbei) anzupflanzen, um sich dann, falls Sie genügend Platz haben, an ein paar schwieriger zu ziehende Gemüsesorten heranzuwagen: Paprika, Tomaten, Gurken, grüne Bohnen, Zuckererbsen, Kopfsalat und Mangold. In manchen Gegenden kann man ganzjährig Gemüse anbauen und je nach Saison die Feldfrüchte wechseln. Noch besser wäre es, sich mit den Nachbarn zusammenzutun. Legen Sie fest, wer was anbaut, und teilen Sie sich die Gaben der Natur. Das ist Nachbarschaftshilfe für einen guten Zweck: die Gesundheit aller.

8 Halten Sie sich an einen für Sie passenden Ernährungsplan

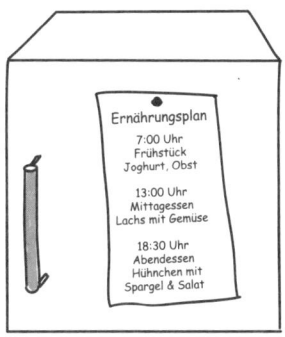

Sollten Sie sich glutenfrei ernähren? Kohlenhydratarm? Mit Rohkost? Fettarm? Dem Weight-Watchers-System folgen? Ehrlich gesagt, es spielt keine Rolle, solange Sie das, was Sie essen, genießen, Ihr Körper es zu lieben scheint und Sie sich nicht zwingen, einen rigiden Plan einzuhalten, mit der Folge, dass Ihnen aufgrund der Einschränkungen wahrscheinlich gewisse Nährstoffe entgehen. So wie es in unserer Welt viele Religionen gibt, gibt es auch viele Traditionen des gesunden Essens, und es lohnt sich, einmal darüber nachzudenken, warum sie jahrhundertelang funktioniert haben.

Lesen Sie hierzu Michael Pollans wunderbare Worte aus seinem Buch *Lebens-Mittel:* »Essen Sie eher so wie die Franzosen – oder die Italiener oder die Japaner oder die Inder oder die Griechen.« Jede traditionelle Ernährung ist eindeutig besser als unsere Kultur industriell verarbeiteter Lebensmittel, und traditionelle Ernährungsgewohnheiten bewähren sich seit Jahrhunderten bei verschiedensten Völkern der Welt (mit sehr unterschiedlichen Ernährungsweisen). Zu diesen Gewohnheiten zählt es, bescheidene Portionen zu essen, die Mahlzeiten gemeinsam an einem Tisch einzunehmen, sich keinen Nachschlag zu holen und dem Hungergefühl zwischen den Mahlzeiten Zeit zu lassen, sich zu entwickeln (keine Snacks). Der enorme Taillenumfang, auf den es heutzutage so viele von uns bringen, liegt unter anderem nicht nur daran, dass wir uns falsch ernähren, sondern auch daran, dass wir schlechte Essgewohnheiten haben. Wir essen allein unterwegs, im Auto, am Schreibtisch. Nur selten sitzen wir am Tisch und unterhalten uns lebhaft mit unseren Lieben. Und wir holen uns eine zweite und dritte (und vierte) Portion, als sei unbegrenzt Essen vorhanden (was ja auch weitgehend zutrifft). Wir vermeiden auch das Hungergefühl, indem wir den ganzen Tag wahllos irgendwelche Snacks einwerfen. Oder wir lassen Mahlzeiten aus, um Kalorien für ein Festessen am Abend zu sparen, bei dem wir uns dann wahrscheinlich so vollstopfen, dass wir Schlafprobleme bekommen. Verlassen Sie den Esstisch also immer ein bisschen hungrig (und lassen Sie etwas auf Ihrem Teller – ein leer gegessener Teller macht nicht unbedingt glücklich!).

Eine der einfachsten Methoden, für eine ideale Ernährung zu sorgen, ist die, einfach mehr selbst zu kochen. Bereiten Sie sich Ihr Essen selbst zu. Genießen Sie es mit anderen an einem Tisch (nicht am Schreibtisch, vor dem Fernseher oder hinter dem Steuer). Besorgen Sie sich Rezepte aus aller Welt und kaufen Sie frische Zutaten.

Ich werde Ihnen sogar die Erlaubnis erteilen, so viele Snacks und köstliche Süßspeisen zu genießen, wie Sie mögen, solange Sie sie selbst und mit echten Zutaten zubereiten und solange Sie täglich zu festen Zeiten essen. Wenn Sie sich dann an dieselben Regeln zur Mäßigung halten wie bei Ihren richtigen Mahlzeiten und Leckereien zudem auch als Leckereien behandeln, haben Sie mehr erreicht als die meisten Amerikaner.

9 Etablieren Sie das Om im Büro

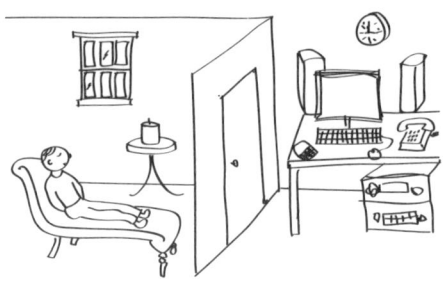

Eigentlich sollte es keiner Studie bedürfen, um deutlich zu machen, wie negativ sich Stress durch Arbeitsbelastung auf unseren Körper auswirken kann. Inzwischen gibt es jedoch mehrere solcher Studien, von denen eine vor nicht allzu langer Zeit in Finnland durchgeführt wurde. Im Jahr 2012 untersuchten finnische Forscher fast 3000 Menschen und stellten eine Beziehung zwischen Stress am Arbeitsplatz und schnellerem biologischen Altern fest. Wie haben die Forscher das berechnet? Sie haben die Telomere der Probanden gemessen – Telomere sind DNA-Sequenzen an den Enden der Chromosomen, und ihre Länge steht in Zusammenhang mit dem Altern, mit Gesundheitsrisiken und dem möglichen Todeszeitpunkt. Vereinfacht gesagt lautet die Theorie: Je kürzer Ihre Telomere, desto kürzer Ihr Leben. Und – so die Forschungsergebnisse – je größer die Belastung am Arbeitsplatz, desto eher werden sich Ihre Telomere verkürzen. Hinzu kommt, dass eine hohe Stressbelastung das Risiko erhöht, herzkrank zu werden. Die Aussage, Stress verursache Herzkrankheiten, ist inzwischen zum Klischee geworden, aber sie stimmt. Denn auch wenn das Herz zu den stärksten, widerstandsfähigsten Organen unseres Körpers gehört – es pumpt täglich rund 9100 Liter Blut durch den Organismus und schlägt im Durchschnitt mehr als 100 000-mal pro Tag –, bedeutet das nicht, dass es immun wäre gegen so subtile Einflüsse wie psychischen Stress. Es ist nicht weiter verwunderlich, dass wir am ehesten an einem Montag einen Herzinfarkt erleiden, dem ersten Tag der Arbeitswoche.

Stress am Arbeitsplatz gehört zu unserem Leben. Wie also können wir die Belastung mindern? Gewöhnen Sie sich bestimmte einfache Verhaltensweisen an, die Ihre Stimmung heben, und betrachten Sie die Dinge nüchtern. Hier ein paar Vorschläge: Machen Sie während der Mittagspause einen Spaziergang in der strahlenden Sonne; laufen Sie mehr im Büro herum, und stehen und bewegen Sie sich beim Telefonieren; atmen Sie tief durch, bevor Sie einen Anruf entgegennehmen; lassen Sie während der Arbeit entspannende Musik laufen; verzichten Sie auf die Happy Hour, und gehen Sie stattdessen ins Fitnessstudio, um Dampf abzulassen; legen Sie genau fest, wann Sie im Lauf des Tages Ihren Lieblingsblogger oder Ihre Lieblingswebsite besuchen und wann Sie Ihre E-Mails checken und auf Nachrichten antworten. Der durchschnittliche Berufstätige verbringt rund 23 Prozent des Arbeitstages mit E-Mails und wirft rund 36-mal pro Stunde einen Blick auf den Posteingang. Die meisten von uns brauchen mehr als eine Minute, um sich wieder auf eine Aufgabe zu konzentrieren, die sie wegen einer neuen E-Mail unterbrochen haben. Das kann den Stress noch erhöhen.

10 Trinken Sie zum Abendessen ein Glas Wein

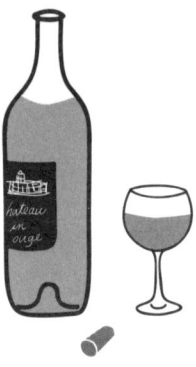

Kultur- und religionsübergreifende Gepflogenheiten, die Tausende von Jahren zurückreichen, haben unabhängig von dem, was die Wissenschaft sagt, sicherlich irgendeinen Nutzen. Inzwischen wissen wir, dass mäßiger Alkoholgenuss, vor allem der von Rotwein, das Risiko senken kann, an einem Herzleiden zu erkranken. Allerdings gibt es hier einen Vorbehalt: Trinken erhöht potenziell das Brustkrebsrisiko, und übermäßiges Trinken ist für Ihr Herz viel schlimmer, als abstinent zu sein. Was also wäre ideal? Frauen sollten nicht mehr als ein Glas und Männer nicht mehr als zwei Gläser Alkohol pro Tag trinken. Und wenn Sie sich während der Arbeitswoche des Alkohols enthalten, ist das kein Freischein für ein Saufgelage am Wochenende.

11 Achten Sie auf Hygiene — im Bett und außerhalb des Betts

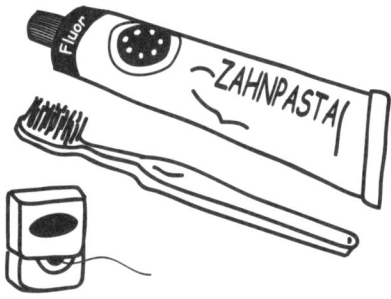

Gute Gesundheit beginnt mit guter Hygiene. Es ist kaum zu glauben, dass der dramatische Rückgang von Infektionskrankheiten in der Zeit zwischen der Entdeckung von Krankheitserregern und der Entwicklung von Gegenmitteln wie Antibiotika und Impfstoffen nicht das Ergebnis einer Hightechmedizin, sondern von Veränderungen unserer Hygienepraktiken war. Auch wenn die Erkenntnis der Bedeutung des Händewaschens, zu der man Mitte des 19. Jahrhunderts gelangte, sich weder mit der Entdeckung von Penicillin noch mit der Entwicklung der Pocken- oder Polioimpfung messen kann, stellte sie doch einen gewaltigen medizinischen Durchbruch dar, der lange vor dem allgemeinen Zugang zu Impfstoffen und Antibiotika vielen Menschen das Leben rettete.

1847 beobachte der in Ungarn geborene Arzt Dr. Ignaz Semmelweis, der in einer Geburtshilfeklinik in Wien arbeitete, dass das Kindbettfieber bei Wöchnerinnen häufiger auftrat, wenn Medizinstudenten statt Hebammen bei der Geburt halfen. Dies veranlasste ihn, die Praktiken der Klinik genauer unter die Lupe zu nehmen. Schon bald fand er heraus, dass die Medizinstudenten, die Geburtshilfe leisteten, dies oft taten, nachdem sie Autopsien an Menschen vorgenommen hatten, die an einer Sepsis gestorben waren – eine den ganzen Körper betreffende Blutinfektion, bei der dieser mit einer Entzündung, die zum Tod führen kann, auf Bakterien reagiert. Semmelweis ordnete dann das Händewaschen mit einer chlorhaltigen antiseptischen Lösung an, und siehe da, die Sterberate ging innerhalb von drei Monaten um das Zehn- bis Zwanzigfache zurück. Dies war der Beweis dafür, dass die Übertragung von Krankheiten mithilfe dieser einfachen Hygienemaßnahme erheblich verringert werden konnte, obwohl die Ärzte damals in vielen Fällen die genauen Ursachen solcher Krankheiten noch gar nicht kannten. Hätte man diesen Zusammenhang früher erkannt, hätten vielleicht viele Todesfälle in Verbindung mit Seuchen und Epidemien verhindert werden können, die in früheren Jahrhunderten Millionen von Menschen dahinrafften.

Selbst heute noch neigen wir dazu, den einfachen Akt des Händewaschens zu trivialisieren, und würden gut daran tun, ihn ganz oben auf unsere tägliche Prioritätenliste zu setzen. Mit dem Händewaschen sorgen Sie dafür, dass Keime abgetötet werden, die Sie krank machen können, und verhindern damit auch die Übertragung von Keimen auf andere. Sie brauchen dazu lediglich ein Stück Seife und Wasser. Antimikrobielle Seife ist nicht erforderlich; die normale tut's genauso gut. Haben Sie einmal keinen Zugang zu Wasser, sollten Sie ein Desinfektionsmittel auf Alkoholbasis benutzen. Studien haben ergeben, dass die Wahrscheinlichkeit, sich eine Grippe einzufangen, bei denjenigen Probanden, die sich mindestens fünfmal pro Tag die Hände wuschen, um 35 Prozent geringer war als bei jenen, die dies seltener taten.

Doch nicht nur die Handhygiene ist wichtig. Eine gute allgemeine Körperhygiene wird Sie weitgehend vor dem Ekelfaktor bewahren – denken Sie an Kopfläuse, schlechten Atem, Körpergeruch, Madenwürmer und Fußpilz. All diese Dinge können durch eine gute Hygiene weitgehend kontrolliert werden. Behandeln Sie Schnitte und Kratzer umgehend mit Antiseptika und Verbänden, egal wie geringfügig sie zu sein scheinen. Das hilft, gefährliche und schmerzhafte Hautinfektionen etwa durch hochresistente Bakterien, zum Beispiel Staphylokokken, zu vermeiden, die später die Einnahme starker Antibiotika erfordern. Und wie steht es mit der Betthygiene? Ein erholsamer Schlaf beginnt mit einem sauberen, ordentlichen Schlafzimmer. Waschen Sie Ihre Bettwäsche einmal pro Woche in heißem Wasser und verbannen Sie Gerümpel und elektronische Geräte aus Ihrem Schlafzimmer. Diese Gewohnheit wird Ihnen zu einer guten Schlafhygiene verhelfen (siehe Regel 58).

12 Wohnen Sie nicht allein

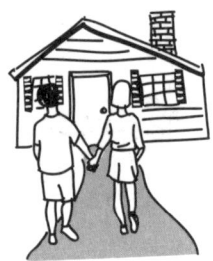

Auf den ersten Blick mag es abwegig erscheinen, dass ein Zusammenhang zwischen Zusammenwohnen und langem Leben bestehen soll, aber bedenken Sie Folgendes: Wenn Sie mit jemandem zusammenleben, haben Sie einen Grund, mehr auf Ihre Gesundheit und Hygiene zu achten. Sie haben jemanden, der Sie für Ihr Handeln und Ihre Lebensgewohnheiten zur Rechenschaft zieht. Sie werden nicht so schnell riskante Verhaltensweisen annehmen. Und Sie werden eher mit Stress fertigwerden, weil Sie Ihr Alltagsleben mit einem anderen Menschen teilen. Wenn Sie wütend, frustriert oder am Rande eines Zusammenbruchs nach Hause kommen, ist da zumindest jemand, dem Sie Ihr Herz ausschütten können. Was vielleicht zu erklären hilft, warum glücklich zusammenlebende Paare bei Blutdrucktests besser abschneiden als Singles. Ob diese Regel auch bedeutet, dass Sie heiraten sollten, überlasse ich Ihnen. Und ob sie Kinder mit einschließen sollte, ist wieder eine andere Sache (siehe Regel 47).

13 Halten Sie ein gesundes Gewicht

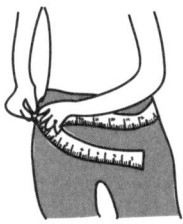

Es dürfte wohl kaum überraschen, dass ein gesundes Gewicht entscheidend für die Gesundheit des Körpers ist. Wenn der Körper zu viele Kilos mit sich herumschleppt (oder am anderen Ende des Spektrums zu wenige Kilos), kann er nicht optimal funktionieren. Anders betrachtet: Jedes Pfund Gewichtsverlust verringert die Belastung der Kniegelenke bei jedem Ihrer Schritte um zwei Kilo. Wenn Sie also 10 000 Schritte am Tag machen, entspricht dies einer Reduzierung von 20 Tonnen Druck auf Ihre Knie. Denken Sie nur an die Gesamtwirkung im Verlauf eines ganzen Jahres! Selbst ein kleiner Gewichtsverlust macht also langfristig einen großen Unterschied.

Übergewicht erhöht Ihr Risiko für praktisch alle Krankheiten und chronischen Leiden, von den naheliegenden wie Herzkrankheiten, Arthritis und Diabetes bis hin zu Demenz und Krebs. Sie wissen nicht, ob Sie ein gesundes Gewicht haben? Suchen Sie online nach einem Körper-Masse-Index-Rechner (Body-Mass-Index, BMI) samt dazugehöriger Tabelle, und prüfen Sie, wie Sie abschneiden. Ideal ist ein BMI zwischen 18,5 und 24,9.

14 Gehen Sie jährlich zur Grippeschutz-impfung, selbst wenn Sie »nie krank werden« und »noch nie eine Grippe hatten«

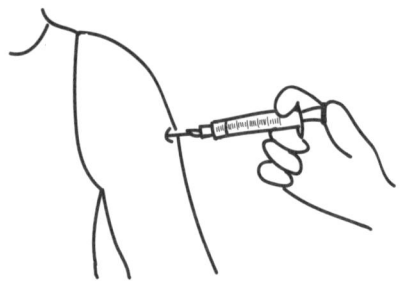

Wenn Sie einmal pro Jahr eine preiswerte Pille nehmen könnten, die helfen würde, allen Krebsarten vorzubeugen, und keinerlei Nebenwirkungen hätte, würden Sie deren Einnahme sicherlich erwägen. Nun, eine jährliche Grippeschutzimpfung kann potenziell Folgendes leisten: Der Impfstoff schützt Sie in hohem Maße davor, so schwer krank zu werden, dass Sie tage-, wenn nicht gar wochenlang außer Gefecht gesetzt sind und nicht arbeiten, sich nicht konzentrieren, nicht Ihren häuslichen Pflichten nachgehen, nicht mit Familie und Freunden etwas unternehmen und nicht das Leben so wie sonst genießen können. Doch bei der Immunisierung gegen die Grippe geht es um mehr als nur die Bekämpfung dieser Infektionskrankheit. Schon ein oder zwei Wochen des Entzündungssturms, der bei einer Grippe in Ihrem

Körper tobt, können das lebenslange Risiko von Fettleibigkeit und vielen anderen Krankheiten, einschließlich Herzinfarkt, Schlaganfall und Krebs, erhöhen.

Seit vielen Jahren empfehlen die American Heart Association und das American College of Cardiology Grippeschutzimpfungen für jeden, der an einer Herzkrankheit leidet, weil sie nachweislich tödlichen Herzinfarkten vorbeugen und sogar das Risiko mindern, an anderen Krankheiten zu sterben. 2012 kam eine Studie zu dem Ergebnis, dass schwangere Frauen, die an einer Grippe erkranken, ein signifikant höheres Risiko haben, ein autistisches Kind zur Welt zu bringen. Machen Sie sich bewusst, was ein Impfstoff für einen gesunden Menschen tun kann, der hofft, all diese Krankheiten zu vermeiden. (Eine Idee: Da wir wissen, dass die Grippeschutzimpfung das Risiko für Fettleibigkeit verringern kann, sollten wir sie vielleicht mit der Aussage bewerben, dass sie hilft, dünn zu bleiben! Wie viele Leute würden dann wohl in der Impfklinik auftauchen?) Traurigerweise halten viele Menschen noch immer an der irrigen Vorstellung fest, eine Grippeschutzimpfung habe Nebenwirkungen, sei wirkungslos, könne die Grippe *verursachen* und enthalte Toxine und Gifte. Am beunruhigendsten ist, dass diejenigen, die diese irrationalen Ansichten vertreten, oft hochgebildet sind. Zu sagen: »Ich gehe nie zur Grippeschutzimpfung, und ich bekomme nie eine Grippe« ist so, als würde man verkünden: »Ich esse jeden Tag Cheeseburger und Pommes, treibe keinen Sport und bin nie dick geworden und habe auch noch keinen Herzinfarkt gehabt.«

Nicht zur Grippeschutzimpfung zu gehen und sich dann durchzubeißen, wenn man die Grippe bekommt, hat nichts Heldenhaftes. Jährlich sterben 45 000 Amerikaner an einer Grippe; der Impfstoff hingegen verringert die Sterbe- und Krankheitsrate, die Verwendung von Antibiotika und die Anzahl der Krankenhausaufenthalte. Bei der Grippeschutzimpfung geht es nicht allein um Sie: Sie entlastet in hohem Maße unser Gesundheitssystem und schützt all jene – Kinder, ältere Menschen und Menschen mit einem geschwächten Immunsystem –, die nicht auf dieselbe Weise von ihr profitieren können wie die meisten von uns. Zu hören, dass weniger als 40 Prozent von uns zur jährlichen Grippeschutzimpfung gehen, ist geradezu unerträglich. Wer möchte schon die Schuld an der Verbreitung einer Epidemie und dem Tod kleiner Kinder tragen? Eben!

15 Ziehen Sie sich nackt aus

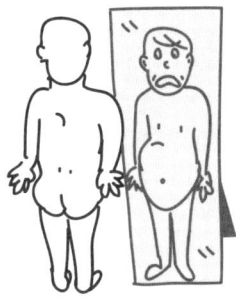

Wir ziehen unsere Kleidung täglich an und aus und sind während dieser Zeit ein paar Sekunden oder Minuten lang teilweise oder ganz nackt. Außerdem verbringen wir Zeit im Adams- oder Evaskostüm unter der Dusche. Aber wann haben Sie sich das letzte Mal splitternackt im Spiegel betrachtet – von vorn und von hinten? Sie wären überrascht, wie aufschlussreich diese Übung sein kann. Mit ihrer Hilfe können Sie Probleme am Horizont in Form von körperlichen Absonderlichkeiten entdecken, die Sie zuvor nicht hatten, sowie Anzeichen von Hautkrebs. Die Haut fungiert als Indikator für den Zustand Ihres gesamten Körpers, und Hautverfärbungen, Flecken, Verletzungen, Ausschläge sowie andere hässliche Spuren können Anzeichen für eine innere Krankheit sein. Machen Sie hin und wieder eine Bestandsaufnahme jedes Quadratzentimeters Ihres Körpers, einschließlich der Haare, der Nägel und des Mundinneren.

Aufschluss darüber, wie gut Sie altern, gibt Ihnen auch Ihre äußere Erscheinung. Entsprechen Ihr Hautton und Ihre Falten einem Menschen Ihres Alters? Sehen Sie älter aus, als Sie es sind? Und Sie können diesen Moment nutzen, um Messungen vorzunehmen, die Ihnen dabei helfen werden, die Fortschritte im Auge zu behalten, die Sie durch eine Veränderung Ihrer Gewohnheiten herbeiführen. Messen Sie Ihre Taille und erleben Sie, wie ihr Umfang geringer wird. Gewöhnen Sie sich eine Hautpflegeroutine an, die die Gesundheit Ihrer Haut fördert (was den Nebeneffekt hat, dass Sie Ihre Haut regelmäßig untersuchen). Vielleicht erzählen Sie sich aber auch einfach, dass Sie schön sind und alles in Ordnung ist. Sagen Sie sich etwas Zustimmendes, während Sie nackt dort stehen, und akzeptieren Sie sich so, wie Sie sind. Wir wissen alle, dass der Erhalt unserer körperlichen und psychischen Gesundheit stark davon abhängt, dass wir ein ausgeprägtes Selbstgefühl haben und uns wohlfühlen in unserer Haut.

16 Kriegen Sie öfter den Hintern hoch

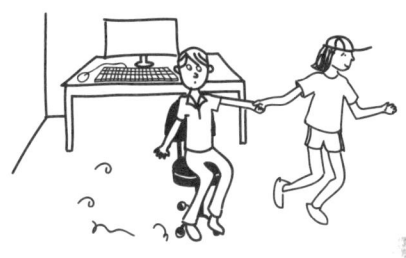

Falls Sie Bauarbeiter, Bauer oder Gepäckabfertiger am Flughafen sind oder einem anderen körperlich anspruchsvollen Beruf nachgehen (mit anderen Worten, den Großteil des Tages aufrecht verbringen und sich körperlich anstrengen), können Sie diese Regel überschlagen und zur nächsten übergehen. Doch die meisten von uns verbringen viel Zeit im Sitzen, weil sie einen Schreibtischjob, lange Arbeitswege oder eine Schwäche für ihr Sofa haben, oder auch einfach nur, weil sie älter werden und vermehrtes Sitzen unvermeidbar zu sein scheint. Eine endlose Reihe von Studien beweist, dass Sport für den Erhalt der Gesundheit enorm wichtig ist und dass ein enger Zusammenhang besteht zwischen vermehrtem Sitzen und einem häufigeren Vorkommen von Fettleibigkeit, Diabetes und Herzkrankheiten, ja sogar einer höheren allgemeinen Sterblichkeit. Bei einer der ersten Studien, die auf den Wert regelmäßiger körperlicher Bewegung hinwiesen – wobei mit »regelmäßig« den ganzen Tag hindurch gemeint war –, hatten die Forscher in den 1950er-Jahren die Fahrer und Schaffner der Londoner Doppeldeckerbusse miteinander verglichen. Die Schaffner, die während ihrer Schicht ständig Treppen hinauf- und hinabstiegen, erlitten viel seltener einen Herzinfarkt als die Busfahrer, die den größten Teil des Tages saßen. Neuere, kontrovers diskutierte Studien zeigen sogar, dass körperliche Bewegung die Alterung der DNA verlangsamt. Es ist zweifellos richtig, dass Sie Ihre Genexpression ändern und damit den Ausschlag zugunsten eines langen, robusten Lebens geben können, indem Sie einfach nur öfter den Hintern hochkriegen. Wen wundert es, dass im letzten Jahrhundert, in dem Schreibtischtätigkeiten stark zunahmen, ein gleichzeitiger Anstieg an Krankheiten zu verzeichnen war, die im Zusammenhang mit der »Sesshaftigkeit« stehen?

Übrigens: So wie Bewegung positive Veränderungen im Stoffwechsel anregt, verursacht eine sitzende Lebensweise Änderungen in die umgekehrte Richtung, also ins Negative. Lange Stillsitzphasen haben erwiesenermaßen und *unabhängig von der Menge an körperlicher Bewegung während des Tages* signifikante Folgen für den Stoffwechsel; negativ beeinflusst werden unter anderem die Werte von Blutfetten, Cholesterin und Blutzucker, der Blutdruck in Ruhe und das Appetithormon Leptin – lauter Risikofaktoren für Übergewicht, Herz-Kreislauf-Erkrankungen und andere chronische Leiden.

Und noch etwas sollten Sie bedenken: Falls Sie glauben, dass es Ihrem Körper guttut, wenn Sie vor oder nach einem langen Tag am Schreibtisch ein einstündiges Work-out absolvieren, dann sind Sie auf dem Holzweg. Selbst zwei Stunden Sport am Tag reichen als Ausgleich dafür, dass Sie 22 Stunden auf Ihrem Allerwertesten sitzen oder im Bett liegen, nicht aus. Egal, wie sehr Sie bei einem täglichen Work-out ins Schwitzen geraten (oder, Gott bewahre, das Sporttreiben aufs Wochenende verlagern) – wenn Sie regelmäßig stundenlang ununterbrochen sitzen, könnten Sie genauso gut rauchen. Die Auswirkungen, die längeres Sitzen auf Ihre Gesundheitsrisiken hat, sind nicht viel anders. Stehen Sie also auf und bewegen Sie sich mehr! Es ist der einzig erwiesene Jungbrunnen.

17 Treiben Sie Ihre Herzfrequenz mindestens eine Viertelstunde pro Tag so hoch, dass sie 50 Prozent über dem Ruhewert liegt

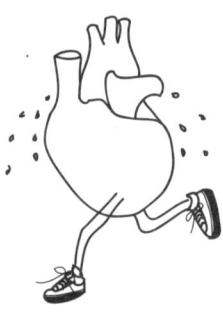

Um die Früchte körperlicher Betätigung zu ernten, einschließlich jener biochemischen Reaktionen, die Krankheitsrisiken verringern und Ihren Körper fit halten, sollten Sie mindestens eine Viertelstunde am Tag so richtig ins Schwitzen kommen und Ihren Puls hochtreiben. Wir wissen jetzt, dass die alten Richtlinien, die eine halbe Stunde Sport an fünf Tagen pro Woche empfehlen, genau das sind alt. Wenn Sie sich mit diesem Minimum begnügen, werden Sie die mit zunehmendem Alter einhergehende Gewichtszunahme nur durch eine Drosselung Ihrer Kalorienzufuhr aufhalten können. Und selbst wenn es Ihnen gelingt, Ihr Gewicht allein durch Ernährung zu halten, spielt dies keine Rolle bei dem, worum es hier geht. Solange Sie sich nicht bewegen und Lunge und

Herz nicht dazu zwingen, sich mehr anzustrengen, werden Sie nicht in den Genuss all der gesundheitsfördernden Vorteile kommen, die der Sport uns bietet, von einer Verringerung des Risikos für Herzleiden bis zur Minimierung der Gefahr, fettleibig, diabetisch und deprimiert zu werden. Auf lange Sicht wird ein regelmäßiges schweißtreibendes Work-out mehr für Ihre Zufriedenheit tun als das regelmäßige Essen von Schokoladenkuchen (und der Verzicht auf Sport).

Und falls Sie noch einen weiteren Grund brauchen, sich körperlich mehr zu betätigen, dann ist es dieser: Ein intensives Work-out könnte Sie klüger machen. Im Durchschnitt haben wir 100 Milliarden Neuronen in unserem Gehirn, und die lieben ein solches Work-out. Neuere Studien zeigen, dass ältere Menschen, die sich noch immer sehr viel bewegen, Leistungssport treiben oder einfach nur mehrmals pro Woche spazieren gehen, ihre weiße Hirnsubstanz vor dem Schrumpfen schützen. Wenn Sie also in Ihren goldenen Jahren ein hervorragend funktionierendes Gehirn haben und Übel wie Senilität und Alzheimerkrankheit vermeiden wollen, sollten Sie körperliche Bewegung fest in Ihren Tagesablauf einplanen. Dabei kann es sich einfach um einen gemächlichen Spaziergang handeln.

18 Mäßigen Sie Ihren Koffeinkonsum

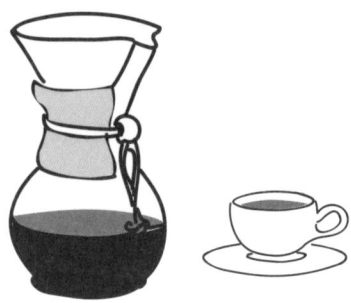

So wie mäßiges Trinken wirkt sich auch der mäßige Konsum von Koffein aus natürlichen Quellen wie der Kaffeebohne oder dem Teeblatt nachweislich positiv auf Ihre Gesundheit aus. Allein aus Erfahrung wissen wir, dass wir uns nach dem Koffeinkonsum energiegeladener, wacher und besser gelaunt fühlen. Koffein kann uns sogar helfen, schneller zu laufen oder Rad zu fahren, ein Grund dafür, dass viele Läufer und Radfahrer vor Rennen so gerne Kaffee trinken. Koffein hat eine stimulierende Wirkung auf das Herz-Kreislauf-System und das zentrale Nervensystem. Es bereitet Gehirn und Körper darauf vor, aktiv zu werden, indem es den Puls erhöht, die Blutgefäße, die aneinandergereiht rund 96 000 Kilometer lang sind, erweitert, um den Blutfluss zu erleichtern, und die Empfänglichkeit für Reize erhöht. Die Forschung hat zwar versucht, Koffeinkonsum mit Krankheiten wie Herzleiden, Bluthochdruck, Osteoporose und Krebs in

Zusammenhang zu bringen, doch Studie nach Studie hat dies widerlegt. Koffein, vor allem aus traditionellen Quellen im Gegensatz zu dem modernen, industriell gefertigten Gebräu, das als Energydrink verkauft wird, könnte tatsächlich schützende, krebsvorbeugende Eigenschaften haben. Doch auch hier ist Mäßigung das Entscheidende.

Zu viel des Guten bewirkt das Gegenteil, denn ein übermäßiger Koffeinkonsum kann Sie anfällig für innere Unruhe, Kopfschmerzen, Migräne, Nervosität und dergleichen machen. Und auch wenn es nur selten vorkommt: Wenn Sie sich einen der heutigen angereicherten Energydrinks einverleiben, bekommen Sie möglicherweise eine Überdosis an Koffein ab. Es macht einen Unterschied, ob Sie einen heißen Kaffee in kleinen Schlucken trinken oder ein Gebräu in sich hineinkippen, das wahrscheinlich neben einer großen Menge Koffein auch noch Zucker enthält. Genießen Sie Ihren Kaffee oder Tee, und meiden Sie die künstlichen Wachmacher. Trinken Sie nachmittags, vor allem nach 14 Uhr, keine koffeinhaltigen Getränke mehr. Ihr Körper braucht Zeit, um das Koffein abzubauen, damit es Ihren Schlaf nicht stört. Wenn Sie später am Tag nicht ganz ohne auskommen, entscheiden Sie sich für Tee, der weniger Koffein enthält. Oder gehen Sie spazieren.

19 Fragen Sie Ihre Eltern, woran Opa und Tante Margret gestorben sind

Krankheiten in der Familie

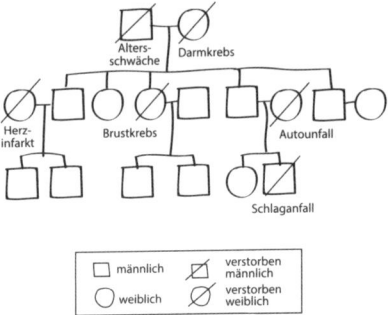

Sind Ihre Großeltern an »Altersschwäche« gestorben? Haben Sie sich am Kopf gekratzt, als Sie das letzte Mal in der Arztpraxis einen Fragebogen zur Krankengeschichte ausfüllen mussten und dabei auf Fragen über Verwandte stießen wie zum Beispiel die, ob *irgendjemand* aus Ihrer Familie an einem Herzleiden, an Demenz oder Krebs gestorben ist? Es ist nicht leicht, unsere Eltern oder andere Familienmitglieder nach Krankheiten in unserer Verwandtschaft zu fragen. Doch es kann uns effektiver helfen, Krankheiten vorzubeugen, als Laboruntersuchungen. Tatsächlich gehört die Familienanamnese zu den am wenigsten beachteten, aber nützlichsten Hilfsmitteln zum Verständnis unserer Gesundheit. Und sie ist der sicherste Weg, von invasiveren Tests verschont zu bleiben. Machen Sie sich also an die Arbeit, und stellen Sie Ihren Verwandten die schwierigen Fragen. Das kostet nichts weiter als ein bisschen Zeit. Weniger als ein Drittel aller Familien verfügen über einen guten aktuellen Krankheitsstammbaum, doch eine Studie der Cleveland Clinic kam zu dem Schluss, dass Familienforschung der beste Weg sei, um ein genetisches Krebsrisiko vorauszusagen.

Falls es Ihnen unangenehm ist, Ihre Eltern und Ihren Lieblingsonkel am Telefon auszufragen, dann nehmen Sie sich doch einfach vor, bei Ihrem nächsten Verwandtenbesuch das Gespräch darauf zu bringen. Familientreffen, Feiertage und sogar Begräbnisse können der ideale Anlass sein.

Wichtig ist, dass Sie sich Informationen über beide Seiten der Familie beschaffen, vor allem, wenn Sie eine Frau sind und weniger über Ihre väterlichen als über Ihre mütterlichen Verwandten wissen. Das Risiko für Brust- oder Eierstockkrebs kann man von beiden Seiten erben.

Erwägen Sie einen DNA-Test

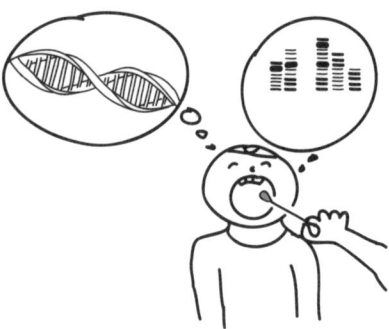

Ihr Großvater ist also Mitte fünfzig an einem Herzinfarkt gestorben, und bei Ihrer Mutter wurde in den Vierzigern Darmkrebs diagnostiziert. Welche Schlussfolgerungen sollten Sie aus diesen Informationen ziehen? Vielleicht erwägen Sie, spätestens mit vierzig Ihr Herz und Ihren Darm mithilfe der neuesten Technologien untersuchen zu lassen. Die Regierung gibt Empfehlungen aus, wann wir wegen diesem und jenem ein Screening durchführen lassen sollten, doch den besten Aufschluss darüber, ob und wann Sie sich bestimmten Tests unterziehen sollten, um eine Vorstellung von Ihren individuellen Risiken zu erhalten, gibt Ihnen Ihre Familiengeschichte. Und falls Sie bestimmte Dinge so genau wie möglich wissen wollen, können Sie auch in ein Röhrchen spucken und einen DNA-Test machen lassen.

Derzeit können wir das genetische Risiko für rund

vierzig Krankheiten bestimmen, von Aneurysmen über Multiple Sklerose bis zum Magenkrebs. Eine kleine Anzahl von Firmen führt inzwischen Gentests durch. Ich glaube fest an den Nutzen dieser Technologie, der immer weiter zunehmen wird, je mehr Krankheiten wir der Liste hinzufügen und je mehr Verbindungen zwischen DNA-Varianten und bestimmten Krankheiten wir erkennen. Der Test wird Ihnen nicht nur Aufschluss darüber geben, was Ihre DNA über Ihre Risiken verrät. Er kann Sie auch darüber ins Bild setzen, wie Ihr Körper Medikamente und Substanzen wie Koffein und Alkohol verstoffwechselt.

Die Tests kosten mehrere Hundert Euro, doch anschließend erhalten Sie über das Internet fortlaufend Zugang zu Informationen, die für Sie relevant sind und auf neuesten Forschungsergebnissen basieren. (Viele der Firmen, die diese Tests durchführen, bieten Ihnen einen Onlineaccount, mit dessen Hilfe Sie die neueste Forschung zu Ihrer einzigartigen DNA verfolgen können.) Sie erfahren auch, wie Sie Ihre Gewohnheiten ändern können, um das Risiko für Krankheiten zu verringern, für die Sie anfällig sind, und was Sie unbedingt Ihrem Arzt mitteilen sollten. In manchen Fällen kann der genetische Code Ihnen auch Hinweise auf mögliche schwere Nebenwirkungen eines bestimmten Medikaments, auf seine Wirkung und auf die für Sie ideale Dosierung geben. Indem Sie und Ihr Arzt wissen, wie Sie höchstwahrscheinlich auf bestimmte Medikamente reagieren werden, können Sie zusammen eine für Sie passende Medikation ausarbeiten.

DNA-Tests sind vor allem auch deswegen so effektiv, weil sie einen positiven Einfluss auf die Motivation haben.

Wenn ich Ihnen erzähle, dass Sie bevölkerungsstatistisch mit 30-prozentiger Wahrscheinlichkeit krankhaft fettleibig werden, sagt Ihnen das vermutlich wenig. Doch wenn Ihre DNA Ihnen verrät, dass Sie aufgrund Ihrer genetischen Veranlagung mit einer Wahrscheinlichkeit von 60 bis 80 Prozent zu krankhaftem Übergewicht neigen, würde es Sie nachdenklich machen, oder? Vielleicht würde es Sie dazu bringen, mehr auf die Gewohnheiten zu achten, die Ihr Gewicht beeinflussen. Man kann es auch so sehen: Wenn Sie wüssten, dass Ihr persönliches Herzinfarktrisiko bei 90 Prozent liegt, würden Sie wahrscheinlich alles dafür tun, Ihr Herz gut zu behandeln.

In Kombination mit Ihrer Familienanamnese kann Ihr DNA-Profil Ihnen viele Fragen beantworten: Sollten Sie zum Abendessen ein Glas Wein trinken? Sollten Sie vor Ihrem vierzigsten Geburtstag zur Mammografie gehen? Können Sie mit Ihrer ersten Darmspiegelung warten, bis Sie fünfzig sind? Ist ein Belastungs-EKG angesagt? Wann sollten Sie die Einnahme eines Statins oder Baby-Aspirins erwägen? Sollten Sie überprüfen lassen, ob Sie diabetesgefährdet sind? Wäre es angesichts Ihres Alters und des Risikos von Gelenkproblemen nicht sinnvoller, ein paar Halbmarathons pro Jahr statt mehrerer Marathons zu laufen?

Da es in der Medizin keine Einheitsgrößen gibt, lohnt es sich, Fragen wie diese beantworten zu können.

21 Erkundigen Sie sich nach Statinen, wenn Sie jenseits der vierzig sind

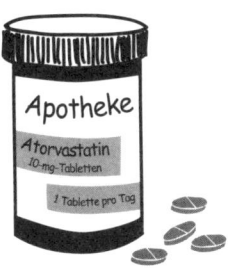

Herzkrankheiten sind noch immer die häufigste Todesursache in den USA, dicht gefolgt von Krebs und Schlaganfällen. Die altersbereinigte Rate kardiovaskulär bedingter Todesfälle ist seit 1950 dank technologischer Fortschritte (einschließlich der Einnahme von Statinen) und einer besseren Aufklärung über die Vorteile von ausgewogener Ernährung und Bewegung sowie die Risiken des Rauchens um 60 bis 70 Prozent zurückgegangen. Doch wenn wir keine Präventivmaßnahmen ergreifen, wird die große Mehrheit von uns auch weiterhin im hohen Alter oder schon früher an einer Herzkrankheit, einem Schlaganfall oder an Krebs sterben. Lange Zeit haben wir geglaubt, Statine würden nur auf den Cholesterinspiegel wirken und aufgrund der Verringerung der Cholesterinproduktion des Körpers das Risiko für Herzkrankheiten mindern. Wie sich gezeigt hat, haben sie jedoch eine tief greifende Wirkung auf den gesamten

Körper. Statine wirken sich positiv auf den gesamten Organismus aus, weil sie Entzündungen bekämpfen, die Amok laufen und alle möglichen Störungen und Krankheiten auslösen können.

Statine sind Wirkstoffkombinationen, die ein Leberenzym hemmen, das eine zentrale Rolle bei der Produktion von Cholesterin spielt. Sie gehören zu den meistverordneten Medikamenten, wenn es darum geht, bei Menschen, die ihren Cholesterinspiegel nicht nur über die Ernährung kontrollieren können, diesen im Blut zu senken. Zwei solcher Statine sind Sortis ® (Atorvastatin) und Crestor ® (Rosuvastatin). Statine können entweder synthetisch oder aus natürlichen Nahrungsmitteln wie rot fermentiertem Reis und Austernpilzen gewonnen werden. Doch wie bereits erwähnt, beeinflussen sie nicht nur den Cholesterinspiegel.

Sind die Entzündungsmarker im Blut stark erhöht, so bedeutet dies, dass der Körper schädlichen Reizen ausgesetzt ist, die alles Mögliche sein können – von Keimen über geschädigte Zellen bis hin zu Irritanzien. Um sich zu schützen, reagiert der Körper mit einer Entzündung, einem komplizierten Vorgang unter Beteiligung des Gefäßsystems, des Immunsystems und verschiedener Zellen innerhalb des geschädigten Gewebes. Die Forschung entdeckt nun immer mehr Zusammenhänge zwischen bestimmten Entzündungsarten und unseren bösartigsten degenerativen Krankheiten wie Alzheimer, Krebs, Autoimmunerkrankungen und Diabetes sowie einem generell beschleunigten Alterungsprozess. Praktisch alle chronischen Erkrankungen werden mit chronischen Entzündungen in Verbindung gebracht.

Die erste Studie, die auf die entzündungshemmende

Wirkung von Statinen hinwies, wurde 2008 an der Harvard University durchgeführt. Sie zeigte, dass die Einnahme dieser Medikamente das Risiko für den ersten Herzinfarkt, für Schlaganfälle und andere arterielle Erkrankungen bei gesunden Männern über fünfzig und bei Frauen über sechzig, die keine erhöhten Cholesterinwerte, aber stark erhöhte Entzündungsmarker im Blut haben – ein Zeichen dafür, dass im Körper etwas nicht stimmt und dass viele Entzündungsherde vorhanden sind –, drastisch verringern kann.

Wir wissen jetzt, dass der eigentliche Grund für kardiovaskuläre Erkrankungen möglicherweise gar nicht das Cholesterin, sondern eine chronische Entzündung ist. Außerdem wissen wir, dass Statine nicht nur Herzproblemen vorbeugen. Seit 2008 haben zahlreiche andere Studien mit beeindruckend großen Probandenzahlen gezeigt, dass Statine unser Risiko, an *irgendeiner* Krankheit – einschließlich Krebs – zu sterben, erheblich senken können. (Ein Paradebeispiel: Laut einer 2012 vom *New England Journal of Medicine* veröffentlichten Studie mit 300 000 Probanden hatten diejenigen Teilnehmer, die Statine einnahmen, ein erheblich geringeres Risiko, an Krebs zu sterben.)

Sind Statine für jeden geeignet? Wahrscheinlich nicht. Doch es lohnt sich, mit Ihrem Arzt darüber zu sprechen, wenn Sie älter als vierzig sind. Stellen Sie ihm einfach folgende Frage: »Herr Doktor, sollte ich in meinem Alter nicht besser Statine nehmen?«

22 Nehmen Sie ein Baby-Aspirin

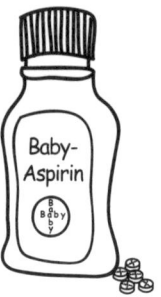

Es ist eines der ältesten Heilmittel, die die Menschheit kennt. Hippokrates, der Vater der modernen Medizin, nutzte den chemischen Wirkstoff des Aspirins, die Salicylsäure, die er aus der Rinde und den Blättern der Weide gewann, um Kopfschmerzen zu lindern und Fieber zu bekämpfen. 1897 entwickelte der deutsche Chemiker Felix Hoffmann das erste im Handel erhältliche Aspirin für Bayer. Seitdem hat sich dieses Wundermittel als effektives, zuverlässiges Schmerzmittel erwiesen.

Heute wissen wir, dass Aspirin weitreichende Wirkungen auf den gesamten Körper hat, die über die Linderung unserer Kopf- und Rückenschmerzen hinausgehen. Viele hervorragende Forschungsstudien haben bestätigt, dass Aspirin nicht nur in erheblichem Maß das Risiko für kardiovaskuläre Erkrankungen verringert, sondern dank seiner entzündungshemmenden Wirkung auch einer Vielzahl von anderen Leiden entgegenwirken kann. Eine tägliche geringe Dosis (75 Milligramm) hat nachweislich sogar das Risiko für bösartige Lungen-, Darm- und Prostatatumore um sage und schreibe 46 Prozent verringert. Falls Sie im mittleren Alter sind, könnte dies also etwas sein, worüber Sie mit Ihrem Arzt sprechen möchten (da Aspirin ernsthafte Nebenwirkungen wie innere Blutungen haben kann). Aspirin ist der preiswerteste Jungbrunnen, den es gibt, und nicht verschreibungspflichtig.

23 Gehen Sie regelmäßig zum Screening und zu den empfohlenen Auffrischungsimpfungen

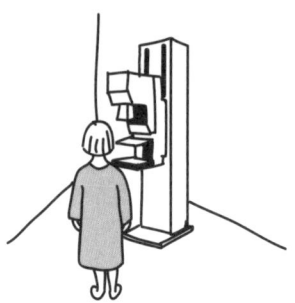

Wenn unsere Kinder geboren werden, bringen wir sie regelmäßig zum Kinderarzt zur Vorsorgeuntersuchung und bestehen darauf, dass sie gegen Masern, Mumps, Röteln und Polio geimpft werden. Warum? Weil wir wissen, dass diese Präventivmaßnahmen Leben retten. Als Erwachsene werden wir jedoch gern faul und nehmen es nicht mehr so genau mit unseren eigenen Screenings und Auffrischungsimpfungen. Doch sie ermöglichen es uns, aus der Vorsorgemedizin den bestmöglichen Nutzen zu ziehen.

Die tödlichsten Krebsarten bei Männern sind Prostata-, Lungen- und Darmkrebs. Zusammen machen sie fast 60 Prozent aller Krebstodesfälle aus. Bei Tests auf das prostataspezifische Antigen (PSA) kann Prostatakrebs schon früh erkannt werden, und zwar mithilfe einer einfachen Blutprobe. Wenn die anschließende Prostatabiopsie ergibt, dass es sich um eine hochriskante Form von Prostatakrebs handelt, können Sie von einer Behandlung, ob in Form einer Operation oder einer Strahlentherapie, profitieren. Das Risiko für Lungenkrebs können Sie drastisch reduzieren, indem Sie das Rauchen aufgeben und sich möglichst wenig dem Rauch anderer aussetzen. Zusätzlich können Sie das Risiko, an dieser Krebsart zu sterben, mit einem CT-Screening der Lunge noch weiter verringern. Darmkrebs lässt sich durch eine Darmspiegelung vermeiden, die Polypen identifiziert, bevor sie zu Tumoren entarten können. Die tödlichsten Krebsarten bei Frauen sind Brust-, Lungen- und Darmkrebs. Auch hier gibt es Vorbeugungs- und Behandlungsmethoden, die einen entscheidenden Einfluss darauf nehmen, ob Sie je an einer solchen Krankheit sterben oder nicht.

Auch Herzkrankheiten oder Schlaganfälle lassen sich relativ einfach verhüten oder hinauszögern, egal ob Sie ein Mann oder eine Frau sind. Wir wissen heute, wie wichtig es ist, sich gesund zu ernähren und gegebenenfalls Statine und Baby-Aspirin zu nehmen. Wenn Ihr Risiko für ein Herzleiden hoch ist, können Sie neben anderen gängigen Tests auch ein Belastungs-EKG machen lassen.

Und vergessen Sie nicht Ihre Auffrischungsimpfungen und die Impfungen für Erwachsene. Die Wissenschaft hat eine breite Palette von Impfstoffen entwickelt, die unseren Eltern noch nicht zur Verfügung standen, uns aber helfen können, zum Beispiel Keuchhusten, Gürtelrose, bestimmte Arten von Lungenentzündung und Hepatitis B zu vermeiden. Natürlich werden Ihr Alter und Ihre

Risikofaktoren darüber entscheiden, wann und ob Sie diese Impfstoffe brauchen. Aber fragen Sie danach! Und wenn Sie Eltern eines Teenagers sind, sollten Sie sich unbedingt nach dem Impfstoff gegen das humane Papillomavirus (HPV) erkundigen. Jugendliche gegen diesen Krankheitserreger immunisieren zu lassen hilft, ihr Risiko für verschiedene Krebsarten drastisch zu reduzieren.

24 Planen Sie eine ein-, fünf-, zehn- oder zwanzigjährige Gesundheitsstrategie

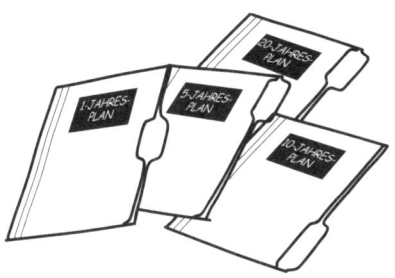

Wir alle brauchen Ziele. Sie helfen uns, fokussiert zu bleiben, und geben uns etwas, worauf wir uns freuen können. Wir setzen uns Ziele für unser berufliches Weiterkommen und träumen davon, uns ein Haus zu kaufen oder eine Familie zu gründen. Doch was ist mit jenen Zielen, die es uns ermöglichen, ein hohes Alter und – seien wir ehrlich – überhaupt *irgendein* Ziel zu erreichen? Zugegeben, viele Leute nehmen sich Jahr für Jahr vor, abzunehmen, doch die wenigsten schaffen es. Es ist schwer, abzunehmen, wenn allein das Zielgewicht klar ist, der Weg dorthin jedoch nicht. Sinnvoller ist es, eine ein-, fünf-, zehn- und zwanzigjährige Gesundheitsstrategie zu entwickeln. Wo sehen Sie sich aus gesundheitlicher Perspektive in zwanzig Jahren? Wie werden Sie aussehen, wenn Sie so weitermachen wie bisher? Wie *möchten* Sie aussehen? Es ist nicht leicht, sich dies vorzustellen, aber es kann dazu beitragen, fundiertere Entscheidungen zu treffen. Entwerfen Sie also einen Plan, und arbeiten Sie dann rückwärts. Setzen Sie sich kleine Meilensteine, die Sie auf Ihrem Weg erreichen können. Sagen Sie nicht nur: »Ich werde abnehmen«, sondern legen Sie zum Erreichen dieses Ziels auch Maßnahmen wie die folgenden fest: »Ich werde mindestens fünfmal pro Woche eine halbe Stunde am Stück Sport treiben«, »Ich werde 80 Prozent der industriell gefertigten Lebensmittel von meinem Speiseplan streichen«; »Ich werde einmal im Jahr zu einer Routineuntersuchung zum Arzt gehen«.

Wenn Sie überlegen, wo Sie in einem und dann in fünf, zehn und zwanzig Jahren sein möchten, sollten Sie nicht nur Ihr Aussehen im Blick haben (obwohl dies oft ein deutliches Zeichen für den allgemeinen Gesundheitszustand und das Wohlbefinden ist). Denken Sie, wenn Sie schon einmal dabei sind, über Ihre gesamte Familie nach. Werden Sie in zwanzig Jahren noch in der Lage sein, mit Ihren Kindern (und möglicherweise Ihren Enkelkindern) mitzuhalten? Wie können Sie sicherstellen, dass Sie es schaffen werden, Ihren schon heute an einem chronischen Leiden erkrankten Ehepartner zu versorgen? Welchen Risikofaktoren müssen Sie in fünf Jahren Ihrem Alter entsprechend besondere Aufmerksamkeit schenken? Und wenn Sie in zehn Jahren auf heute zurückschauen könnten, was würden Sie dann ändern wollen?

Gehen Sie klug mit einer Erkrankung um

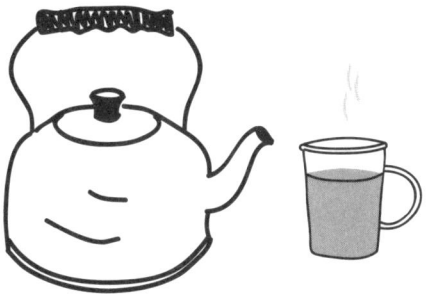

Wir tun es alle: Wir kuscheln uns bei vorgezogenen Vorhängen ins Bett, wenn wir eine schwere Erkältung oder ein Magenvirus haben. Doch zur Kunst des Umgangs mit Erkrankungen gehört es auch, dass wir uns so weit wie möglich an unsere regelmäßigen Abläufe halten. Den ganzen Tag im Dunkeln im Bett zu liegen ist wohl kaum das Beste für uns, wenn wir schnell wieder gesund werden wollen. Schließlich spielt unser Lymphsystem eine große Rolle bei der Bekämpfung von Infektionen, doch es wird seine Kampftruppen nur aussenden, wenn der Körper mobil ist. Bewegen Sie sich also in der Wohnung, wenn Sie angeschlagen sind. Setzen Sie Ihren Körper dem Tageslicht aus, damit seine innere Uhr nicht außer Takt gerät. Vermeiden Sie es, eine nächtliche Atmosphäre zu schaffen, denn damit bringen Sie den Schlaf-Wach-Rhythmus Ihres Körpers durcheinander und stellen ihn neben der Überwindung der Krankheit noch vor eine andere Herausforderung.

Wenn sich eine Erkältung ankündigt (zum Beispiel durch einen kratzigen Hals), sollten Sie sofort zu Zinklutschtabletten greifen. Zink – nicht aber Echinacea oder Vitamin C – ist offenbar das einzige Mittel, das die Dauer von Erkältungen deutlich verkürzen kann. Lassen Sie alle paar Stunden eine Lutschtablette langsam im Mund zergehen. Das Zink gelangt rasch über feinste Blutgefäße (Kapillaren) in den Organismus. Dagegen verzögert sich die Wirkung, wenn Sie Zinktabletten kauen und schlucken. Die Tagesdosis Zink sollte 75 Milligramm nicht überschreiten. Die hierzulande gehandelten Zinklutschtabletten enthalten weitere Wirkstoffe wie zum Beispiel Vitamin C. Bevor Sie ein entsprechendes Präparat kaufen, bitten Sie Ihren Hausarzt oder einen Apotheker um fachlichen Rat. Im Übrigen trinken Sie warme Getränke wie Kräutertee oder Wasser mit Honig und Zitrone. Die Süße und die Säure stimulieren den Speichelfluss und machen damit den Hals und die Nebenhöhlen frei. Warme Getränke beruhigen die Schleimhäute in Nase, Mund und Kehle und verringern die Reizung.

Wenn Sie glauben, eine Grippe zu bekommen, sollten Sie umgehend Ihren Arzt anrufen und ihn nach Medikamenten fragen, die Ihnen helfen, so schnell wie möglich wieder fit zu werden.

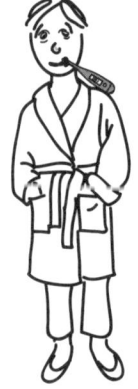

26 Lernen Sie, mit chronischen Krankheiten zurechtzukommen

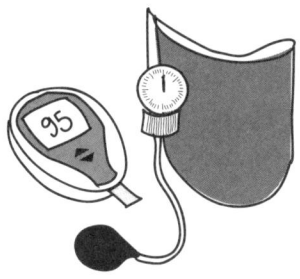

Chronische Krankheiten sollten Sie nicht auf die leichte Schulter nehmen und warten, bis das Kind in den Brunnen gefallen ist. Wesentlich leichter ist es, chronische Krankheiten gar nicht erst entstehen zu lassen, denn viele von ihnen sind irreversibel. Aber Sie können sich nur in Eigeninitiative um Ihren Körper kümmern, wenn Sie die Ihrem Alter und Ihrer Vorgeschichte angemessenen Bluttests und Screenings durchführen lassen. Darüber hinaus gibt es auch Impfstoffe, die helfen, einer Vielzahl von Krankheiten vorzubeugen, einschließlich solchen, die sich so wie die Gürtelrose typischerweise im höheren Alter entwickeln.

Falls Sie (was ich nicht hoffe) schließlich doch mit einer Krankheit zurechtkommen müssen – ob vorübergehend oder für den Rest Ihres Lebens –, dann bleiben Sie am Ball. Behalten Sie die Kontrolle. Dies ist der Punkt, an dem die Schwere Ihrer Erkrankung Ihnen wahrscheinlich diktieren wird, wie sorgfältig Sie mit ihr umgehen müssen. Wenn Sie zum Beispiel ein Typ-1-Diabetiker sind, der allein für sein Überleben eine tägliche Dosis Insulin braucht, dann wissen Sie, dass Sie sich genau an diese Vorschrift halten müssen. Haben Sie einen grenzwertigen Diabetes vom Typ 2 mit relativ »stummen« Symptomen, werden Sie vielleicht nicht so sorgfältig damit umgehen, weil Sie sich noch nicht im roten Bereich befinden. Doch ein lässiger Umgang kann sich bei jeder entstehenden Krankheit verheerend und kostenintensiv auswirken.

Eins sollte ich noch hinzufügen: Die Tatsache, dass wir heutzutage Unmengen an Medikamenten und Therapien zur Behandlung vieler Leiden haben, bedeutet nicht, dass Sie es so weit kommen lassen dürfen, dass Ihr Überleben von ihnen abhängt. Medikamentenabhängigkeit ist oft die Folge von Nachlässigkeit. Lernen Sie, Ihre Krankheit in den Griff zu bekommen, um ihr Fortschreiten zu verhindern oder zu verlangsamen. In manchen Fällen wird es Ihnen vielleicht sogar gelingen, den Prozess umzukehren oder eine vollständige Heilung zu bewirken. Schöpfen Sie Mut aus der Tatsache, dass eine bestimmte Erkrankung eine gute Mahnung sein kann, in jedem Lebensbereich auf Ihre Gesundheit zu achten, einschließlich der Bereiche, die nichts mit Ihrer Krankheit zu tun haben.

27 Tun Sie sich mit Ihrem Arzt zusammen

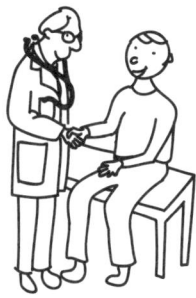

Vorbeugung – und nicht die Behandlung einer Krankheit – ist der Schlüssel zu optimaler Gesundheit und Langlebigkeit. Sollten Sie also schon länger nicht mehr zu einem Check-up gegangen sein (ein kurzer Praxisbesuch wegen einer Erkältung oder eines Magenvirus zählt nicht), dann vereinbaren Sie einen Termin zu einer umfassenden Untersuchung mit allen Tests, Impfungen und Screenings, die für Ihr Alter und Ihre Anamnese relevant sind.

Das Wissen, das Sie Ihrem Arzt vermitteln, ist wichtiger als das seinige. Leider bringt das heutige Vergütungssystem für Ärzte es mit sich, dass immer mehr von ihnen immer weniger Zeit ihren Patienten widmen. Es liegt ganz an Ihnen, diese Zeit optimal zu nutzen. Gehen Sie nicht davon aus, dass Ihr Arzt Ihnen jetzt und in Zukunft jede nur erdenkliche Frage stellen wird, um jede potenzielle Lösung für Ihr Anliegen zu finden. Viele

Krankheitszeichen und subjektive Beschwerden können Sie selbst bemerken, bevor Sie den Arzt aufsuchen. Manche Leute checken täglich ihren Aktienbestand, schenken sich selbst aber keine Aufmerksamkeit. Warum nicht? Ich weiß, wir wollen rasche Lösungen. Wir sind überfrachtet mit Informationen. Und wir fühlen uns manchmal von unseren Verpflichtungen so überfordert, dass wir uns wünschen, jemand anderer, zum Beispiel unser Arzt, würde uns unsere Gesundheitsentscheidungen abnehmen. Aber glauben Sie mir: Dies ist nicht der optimale Weg, Ihre Gesundheit zu erhalten oder wiederzuerlangen.

Ich empfehle Ihnen auch, einen Freund oder ein Familienmitglied zu Ihrem Arztbesuch mitzunehmen. Das gewährleistet eine größere Sorgfalt vonseiten des Arztes. Außerdem hören zwei Paar Ohren mehr als eines. Viele von uns sind in der Arztpraxis nicht gerade in einer idealen Gemütsverfassung, schon gar nicht, wenn uns etwas fehlt. Jemanden mitzunehmen kann den Arztbesuch also erträglicher machen – und Ihnen helfen, an Details zu denken, die Sie ansonsten vergessen könnten. Auch ein Aufnahmegerät mit in die Praxis zu nehmen wäre eine Möglichkeit, das festzuhalten, was Sie hören. Heutzutage haben viele Smartphones eine Aufnahmefunktion. Oder Sie laden sich eine App herunter, die Ihr Handy in einen Stimmenrekorder verwandelt.

In der modernen Medizin ist endlich eine Abkehr von der Haltung zu beobachten, dass der Arzt es immer am besten weiß – jene traditionelle paternalistische Praxis, bei der Gesundheitsdienstleister für ihre Patienten wichtige Entscheidungen treffen. Diese Praxis macht nach und nach dem Platz, was wir als »fundierte Entschei-

dung« oder »partizipative Entscheidungsfindung« bezeichnen, wobei der Patient auf der Grundlage seiner
Ziele, seines Wertesystems und seiner Risikobereitschaft
die letzte Entscheidung trifft.

Viele der Entscheidungen, die heute in der Medizin
fallen, basieren auf persönlichen Wertesystemen. Achten Sie also darauf, dass Ihre Meinungen und Überzeu-
gungen respektiert werden. Es gibt nur selten eine einzige »richtige« Entscheidung, eine Krankheit in einem
bestimmten Stadium zu behandeln. Die richtige Entscheidung für Sie wird diejenige sein, zu der Sie gemeinsam mit Ihrem Arzt gelangen, egal ob es sich um regelmäßige Kontrolltermine, Medikamente, eine Operation
oder eine Kombination von allem handelt. Können Sie
mit Ihrem Arzt nicht offen und ruhig sprechen, sollten
Sie sich einen anderen suchen.

28 Stärken Sie Ihre Körpermitte und achten Sie stets auf eine gute Körperhaltung

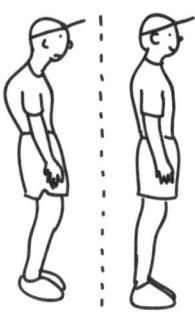

Die Körperhaltung verrät uns eine Menge über einen Menschen. Geht er vornübergebeugt wie ein alter Mensch? Lässt er den Kopf hängen, so als sei er deprimiert? Oder geht er völlig aufrecht, die Brust raus, so als sei er bereit, es mit einem Lächeln auf dem Gesicht mit der Welt aufzunehmen? Mit der richtigen Haltung kann jeder jünger, schlanker und selbstbewusster wirken. Doch hier geht es nicht nur um Eitelkeit. Die richtige Körperhaltung ist vielleicht einer der wichtigsten Schlüssel zu einem längeren, gesünderen und angenehmeren Leben. Wir wissen, dass eine schlechte Haltung zu zahlreichen Nacken- und Rückenproblemen führen kann. Oft wird sie durch eine schwache Körpermitte verursacht, einen der häufigsten Risikofaktoren für Rückenprobleme – in jedem Alter. Eine schlechte Haltung kann auch Kopfschmerzen, Kiefergelenkserkrankungen, Arthritis, eine schlechte Durchblutung, Muskelschmerzen, Atemprobleme, Magenverstimmungen, Darmträgheit, Gelenksteife, Müdigkeit, neurologische Probleme und allgemein schlechte Körperfunktionen verursachen.

Das ist jedoch noch nicht alles. Bei Menschen mit einer sogenannten Hyperkyphose, einem Rundrücken, ist die Wahrscheinlichkeit, an Lungenproblemen zu sterben, im Vergleich mit jenen, die eine gesunde Körperhaltung haben, doppelt so hoch, und die Wahrscheinlichkeit, an den Folgen einer Arteriosklerose (einer Erkrankung, die gekennzeichnet ist durch eine Verengung oder Verhärtung der Arterien, und zwar aufgrund von Plaque) zu sterben, um das 2,4-Fache. Ja, ihr Risiko, an irgendeiner Krankheit zu sterben, ist 1,44-mal so hoch wie das von Menschen mit einer gesunden Haltung. Selbst mit einer milden Hyperkyphose stirbt man wahrscheinlich eher.

Unsere Körperhaltung wirkt sich auch auf unseren Gefühlszustand aus. Da sie oft an unsere Mimik geknüpft ist, kann sie unbewusst unsere Gefühle beeinflussen: Wenn wir aufrecht stehen, strahlen wir Zuversicht aus. Das verhilft uns zu einem guten Selbstgefühl und einer optimistischen Einstellung. Eine perfekte Haltung beginnt mit einer stabilen Körpermitte. Sie brauchen kein gemeißeltes Sixpack, sollten aber Übungen machen, die Ihre Körpermitte kräftigen.

29 Lächeln Sie

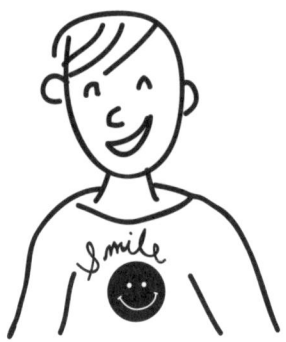

(Hinweis: Lächeln verbessert in jedem Fall Ihre Laune. Der Akt als solcher löst die Freisetzung von Endorphinen und Serotonin aus, Botenstoffen, die Schmerzen betäuben und das Wohlbefinden steigern. Außerdem ist es einfacher zu lächeln, denn dazu braucht man nur 17 Muskeln, zum Stirnrunzeln hingegen 43.)

Hin und wieder mal zu lachen wäre auch nicht schlecht.

30 Gehen Sie Ihren Leidenschaften nach

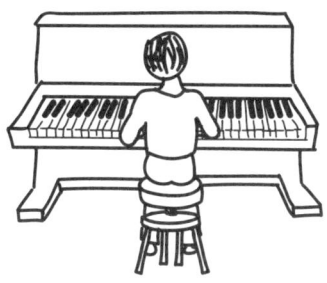

Auf dem College war ich Ruderer. In letzter Zeit (mehrere Jahre jenseits der Zwanziger) sind Tennis, Reiten und Yoga meine bevorzugten Sportarten. Ich wechsle meine Hobbys gern von Zeit zu Zeit, damit ich mir meinen Enthusiasmus erhalte und auch den naturgemäßen Veränderungen meines Körpers gerecht werde. Viele meiner heutigen Hobbys drehen sich um meine Kinder und werden sich zwangsläufig mit deren wie auch meinem Älterwerden verändern. Es ist wichtig, dass wir Hobbys haben, die uns in vielerlei Hinsicht erfüllen – von den körperlichen Bedürfnissen, sich zu bewegen und zu spielen, bis zu den emotionalen Bedürfnissen, Kontakt mit anderen Menschen zu haben und den Sport zu genießen. Wenn Sie in Ihrer Jugend ein Ausdauerläufer waren, fällt Ihnen diese Sportart im mittleren Alter vielleicht schwer. Dann würden Sie gut daran tun, sich ein Hobby zu suchen, das schonender für Knie und Gelenke ist. Wichtig ist, nicht aufzugeben. Sie könnten auch anfangen, ein Instrument zu spielen, zu kochen, zu gärtnern oder einer anderen Leidenschaft nachzugehen, die Ihnen genauso viel Vergnügen bereitet und eine ganze Weile anhalten wird. Achten Sie darauf, Aktivitäten zu wählen, die Sie nicht allzu schnell wieder aufgeben oder die völlig ungeeignet für Sie sind. Statt zum Beispiel zu versuchen, mit siebzig zum Fallschirmspringer zu werden, probieren Sie einen Pilateskurs in Ihrem örtlichen Fitnessstudio aus oder nehmen Sie an einem Tanzkurs in Ihrem Gemeindezentrum teil.

31 Seien Sie positiv

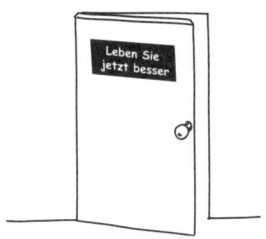

Ich bin fest davon überzeugt, dass Hoffnung und Optimismus entscheidende Faktoren in unserem Leben sind. Wie bei so vielen Dingen entscheidet unser Denken darüber, was wir erleben – Gutes oder Schlechtes. Und nirgendwo trifft dies mehr zu als in puncto Gesundheit. Ob wir an unsere Gesundheit glauben oder nicht, ist ausschlaggebend dafür, ob wir einen gesunden Körper haben oder nicht. Wenn wir glauben, dass wir gesünder sein können, was wird dann wohl passieren? Wir werden gesünder sein.

Zu den Experimenten, die diese Vorstellung am deutlichsten belegen, gehören jene, bei denen die Probanden, ohne es zu wissen, mit Placebos behandelt werden und anschließend berichten, dass sich ihre Gesundheitsprobleme im gleichen Maße gebessert haben wie bei denjenigen, die eine echte Behandlung erfuhren. Der springende Punkt beim Placeboeffekt ist die positive Einstellung. Ebenso gibt es Geschichten, die die Macht einer negativen Grundhaltung zeigen. Ein berühmtes Beispiel hierfür ist Sam Londe, bei dem 1974 Speiseröhrenkrebs diagnostiziert wurde. Damals war eine solche Diagnose ein Todesurteil, sodass niemand überrascht war, als er trotz der Behandlung nur wenige Wochen später starb. Doch zur großen Verwunderung der Mediziner stellte man bei der Autopsie dann fest, dass Sam gar keinen Speiseröhrenkrebs gehabt hatte. War der *Gedanke*, dass er Krebs im Endstadium hatte, für seinen vorzeitigen Tod verantwortlich?

Ob diese legendäre Geschichte tatsächlich in allen Einzelheiten stimmt oder nicht, ist noch immer fraglich, aber sie ähnelt anderen Erfahrungsberichten über die Macht der Gedanken. Ich selbst beobachte bei Prognosen einen sehr deutlichen Unterschied zwischen Patienten, die an sich glauben, und jenen, die dies nicht tun. Im Allgemeinen schneiden Menschen mit einer optimistischen Lebenseinstellung bei klinischen Tests besser ab. Wenn Sie glauben, dass es mit Ihnen bergab geht und dass Sie leiden und bald sterben müssen, werden Sie vielleicht zum Opfer dieser Selffulfilling Prophecy. Wenn Sie hingegen glauben, dass Sie es entgegen aller Wahrscheinlichkeit schaffen und ein langes Leben genießen werden, könnte auch das Wirklichkeit werden.

Es gibt viele Möglichkeiten, eine positive Lebensauffassung zu verstärken. Organisierte und um den Glauben an Gott zentrierte Religionen können dies ebenso leisten wie weltliche Glaubenssysteme. Sie brauchen nur ein System, das Ihnen hilft, sogar unbeschreibliches Leid in einen größeren Sinnzusammenhang zu stellen und ein höheres Bewusstsein von sich selbst zu entwickeln. Ein solches System fördert auch Ihr Gemeinschaftsgefühl und Ihre Verbundenheit mit anderen Menschen, was an sich schon eine heilende Wirkung hat.

32 Finden Sie heraus, welche Übung oder Aktivität Ihnen schwerfällt, und konzentrieren Sie sich darauf

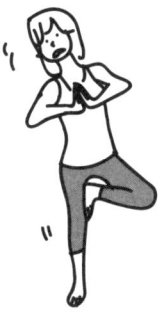

Es gibt immer Raum für Verbesserungen. Ich erwarte nicht, dass Sie sich dazu zwingen, irgendetwas zu tun, was Ihnen zuwider ist oder Sie völlig demotiviert. Sie werden jedoch überrascht sein, welche Entdeckungen Sie machen können, wenn Sie sich an etwas versuchen, das außerhalb Ihrer Komfortzone liegt. Gleichzeitig wird dies Ihren Körper und Ihr Gehirn auf gesunde Weise herausfordern. Wir neigen dazu, an Aktivitäten festzuhalten, an die wir gewöhnt sind und mit denen unser Körper gut umgehen kann. Doch neue Herausforderungen können uns mental wacher und physisch fitter machen. Wenn wir uns zu Aktivitäten antreiben, an die wir nicht gewöhnt sind, zwingen wir unser Gehirn auf effektive Weise, schärfer nachzudenken, und unseren Körper, sich an andere Gegebenheiten anzupassen. Sie können nicht gut schwimmen? Gehen Sie ins Schwimmbad und sehen Sie, ob Sie heute ein paar Bahnen und morgen noch ein paar mehr bewältigen können. Es wird Ihren Körper stimulieren und wenig benutzte Muskeln beanspruchen, die geradezu darauf warten, zum Einsatz zu kommen. Sie haben noch nie ohne Fertigprodukte eine Mahlzeit für eine Gruppe von zehn Leuten gekocht? Melden Sie sich zu einem Kochkurs an. Er wird kreative Bereiche Ihres Gehirns anzapfen, die Sie eine Weile lang nicht genutzt haben. Sie kommen nicht bis zu Ihren Zehen herunter oder können nicht auf einem Bein balancieren? Machen Sie mehr Stretching (siehe Regel 44) und arbeiten Sie an Ihrem Gleichgewicht. Je älter Sie werden, desto mehr brauchen Sie diese Flexibilität und dieses Gleichgewichtsgefühl auch für alltägliche Aktivitäten. Indem Sie Aktivitäten identifizieren, die Ihnen schwerfallen, können Sie die Schwachpunkte Ihres Körpers verbessern und gleichzeitig vergnügliche Hobbys finden, die schließlich zu einer Leidenschaft werden.

33 Schützen Sie Ihre Augen und Ohren

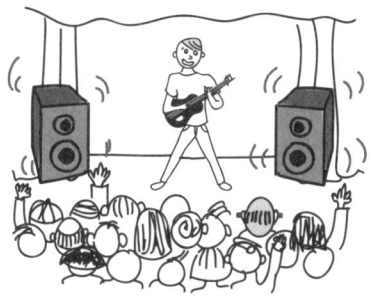

Solange wir gesund und munter sind, machen wir uns normalerweise keine Gedanken über unsere fünf Sinne und erkennen nicht, in welch hohem Maße unsere Lebensqualität von ihnen abhängt – von der Fähigkeit, zu hören, zu tasten, zu schmecken, zu riechen und zu sehen. Doch viele von uns beziehen aus mindestens einem oder zweien dieser Sinne viel Vergnügen und/ oder Profit. Denken Sie an den Chirurgen, der für sein Handwerk sein Sehvermögen und seinen Tastsinn benötigt. Oder die Chefköchin, die auf ihren Geschmacks- und Geruchssinn angewiesen ist, um preisgekrönte Gerichte zu zaubern. Den Komponisten, der von seinem Hörvermögen abhängig ist, um die Töne zu hören, und von seinen Händen, um das Instrument zu spüren, das er spielt. Ein Verlust dieser Sinne ist nicht unbedingt unabwendbar, solange Sie sich schützen und Veränderungen im Auge behalten, um sie mit Ihrem Arzt besprechen zu können. Das gilt vor allem für Ihre Augen und Ohren – zwei Sinne, die sich unmittelbar durch Ihre Lebensweise beeinflussen lassen.

Wir können zwar nichts mehr daran ändern, dass wir in unserer Jugend laute Rockkonzerte besucht oder häufig im Freien keine Sonnenbrille getragen haben, aber wir können von jetzt an umsichtiger sein. Achten Sie auf die Lautstärke Ihrer Kopfhörer, wenn Sie Musik hören? Schützen Sie Ihre Augen, wenn Sie die Sonne genießen? Je länger Sie klar sehen und deutlich hören können, desto länger werden Sie das Sehen und Hören ohne medizinische Intervention genießen.

34 Vergessen Sie Ihre Zähne und Füße nicht

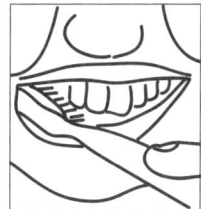 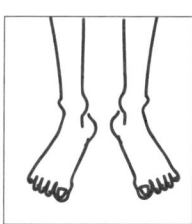

Vor vielen Jahren haben einige Forscher behauptet, Zahnfleischerkrankungen könnten zu Herzkrankheiten führen. Es mag zwar so klingen, als bestehe zwischen den beiden kein Zusammenhang, doch die Wissenschaftler glauben, dass das Herz durch Erreger im Blut geschwächt werden kann, die auf Entzündungen reagieren; und eine chronische Zahnfleischerkrankung erzeugt eine anhaltende Entzündung. Die Zähne einmal pro Tag mit Zahnseide zu reinigen ist also eine gute Idee. Dies schützt nicht nur in hohem Maße Ihre Zähne und Ihr Zahnfleisch (und bekämpft Entzündungen im Körper), es dient auch ganz einfach der Hygiene.

Es gibt zwar keine soliden wissenschaftlichen Untersuchungen darüber, ob ältere Menschen unter anderem am meisten bedauern, dass sie sich in jüngeren Jahren nicht genügend um ihre Zähne und ihre Füße gekümmert haben. Doch groß angelegte Umfragen und persönliche Berichte von Menschen, die viel Zeit mit Senioren verbringen, zeugen davon, dass es sich so verhält. Wenn man den Verfall von Zähnen und Füßen zulässt, muss man bitter dafür büßen. Eine schlechte Mundhygiene kann zu entsetzlicher Zahnfäule oder, noch schlimmer, zum vollständigen Verlust der Zähne führen. Sich nicht um seine Füße zu kümmern, kann schmerzhafte entzündete Fußballen, Hühneraugen, Warzen und andere podologische Qualen zur Folge haben, die das Gehen schwierig, wenn nicht gar unmöglich machen. Außerdem enthalten die Füße Tausende von Rezeptoren, die Ihnen helfen, Informationen über Ihren Zustand zu gewinnen. Viele dieser Rezeptoren tragen zu Ihrem Gleichgewichtssinn und Ihrer Gehfähigkeit bei. Ein Viertel der Knochen des menschlichen Körpers befindet sich in den Füßen, was deren Komplexität verdeutlicht. Wir sollten auch nicht vergessen, dass unsere Zähne und Füße eine wichtige Rolle spielen, wenn wir uns mit der Außenwelt verbinden. Wir brauchen unsere Zähne, um Nahrung aufzunehmen, und unsere Füße, um durchs Leben zu gehen.

Vernachlässigen Sie sie also nicht! Gehen Sie mindestens einmal im Jahr zum Zahnarzt und zweimal, wenn Ihr Mund problemanfällig ist (Ihr Zahnarzt kann Ihnen dies sagen – auch er ist ein Partner bei Ihrer Gesundheitsfürsorge). Fragen Sie, wie man die Zähne richtig bürstet, sie mit Zahnseide reinigt und welche Zahnpasta und Zahnbürste Sie verwenden sollten (und vergessen Sie nicht, auf die Gesundheit und Hygiene Ihrer Zunge zu achten – sie ist der einzige Muskel im Körper, der nur an einem Ende befestigt ist). Die neueren elektrischen Zahnbürsten lohnen die Extraausgabe, weil sie Sie vor langen, kostspieligen Aufenthalten im Zahnarztstuhl und vor unangenehmen Behandlungen bewahren können.

Was Ihre Füße anbelangt: Gönnen Sie sich hin und wieder eine Fußmassage, wenn Ihnen das gefällt. Achten Sie auf seltsam aussehende oder schmerzhafte Wucherungen oder Verfärbungen, und unternehmen Sie etwas dagegen. Kaufen Sie gute, bequeme Schuhe! Glauben Sie mir, Ihre Zähne und Füße werden Ihnen Ihre Sorgfalt danken.

35 Nehmen Sie an einem Reanimationskurs teil

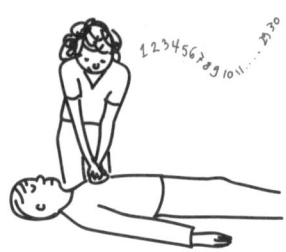

Ich werde Sie hier nicht in dieser lebensrettenden Fertigkeit unterrichten, aber erlernen Sie sie. Viele Wohlfahrts- und Sportverbände bieten hierzu Kurse an. Nehmen Sie an einem solchen Kurs teil, und lernen Sie, was Ihnen dort gezeigt wird. Sie wissen nie, ob Sie diese Fertigkeit nicht einmal brauchen werden. Und das Beste ist: In den meisten Kursen (die nur einen halben Vor- oder Nachmittag in Anspruch nehmen) erfahren Sie heutzutage, wie man einen Defibrillator verwendet, was bei einem Erstickungsanfall zu tun ist und wie man ein Kind, das zu atmen aufhört, wiederbeleben kann – lauter großartige Fertigkeiten, die kein anstrengendes Studium, keine lange Ausbildung, ja nicht einmal einen Test erfordern!

36 Stellen Sie sich eine mobile Notfallausrüstung zusammen

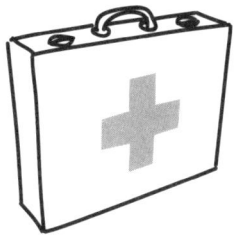

Zu Notfallsituationen kann es überall und jederzeit kommen. Doch unvorhergesehene Katastrophen – von verheerenden Wetterlagen, die Tornados, Hurrikane und heftige Schneestürme mit sich bringen, bis hin zu Erdbeben, Tsunamis, radioaktivem Niederschlag und solch dunklen Tagen wie dem 11. September 2001 – können durch Vorsorge abgemildert werden. Auf derlei Situationen vorbereitet zu sein hilft Ihnen, sie zu überleben und sich schneller davon zu erholen. Planen Sie mit Ihrer Familie, wo Sie sich im Katastrophenfall treffen wollen und wie Sie den Kontakt zu anderen Familienmitgliedern herstellen können. (Bedenken Sie, dass Mobiltelefone möglicherweise keinen Empfang haben und nicht lange funktionieren werden, wenn die Möglichkeit fehlt, sie wieder aufzuladen.)

Über die Internetseite www.denis.bund.de haben Sie Zugang zum *Ratgeber für Notfallvorsorge und richtiges Handeln in Notsituationen* des Bundesamtes für Bevölkerungsschutz und Katastrophenhilfe, der Sie umfassend darüber informiert, wie Sie sich vorbereiten und eine Notfallausrüstung zusammenstellen können. Im Folgenden finden Sie einige der wichtigsten Utensilien, die Sie nach den Vorschlägen der Federal Emergency Management Agency bereithalten sollten:*

- Circa 4 Liter Wasser pro Person pro Tag für mindestens drei Tage, zum Trinken und für die Hygiene
- Ein Vorrat von unverderblichen Lebensmitteln für mindestens drei Tage
- Batteriebetriebenes Radio oder Kurbelradio und Reservebatterien
- Taschenlampe und Reservebatterien
- Erste-Hilfe-Kasten
- Signalpfeife, um sich bemerkbar zu machen
- Schutzmaske gegen radioaktive oder chemische Stoffe sowie Plastikplanen und Klebeband zum Abdichten von Türen usw.
- Feuchttücher, Müllbeutel und Kabelbinder für die Hygiene
- Schraubenschlüssel oder Zange, um Versorgungsleitungen abzuklemmen
- Handdosenöffner für Lebensmittel
- Landkarten von der näheren Umgebung
- Mobiltelefon mit Ladegerät, Spannungsumwandler oder Solarladegerät

Weitere Gegenstände, die Sie den persönlichen Umständen entsprechend zusammenstellen sollten:

* Laut Federal Emergency Management Agency, www.fema.gov.

- Verschreibungspflichtige Medikamente (für eine Woche) sowie Brillen oder Kontaktlinsen
- Babynahrung und Windeln
- Tierfutter und zusätzliches Wasser für Ihre Haustiere
- Bargeld oder Scheckkarte und Kleingeld
- Wasserdichte Dokumentenmappe mit wichtigen Familiendokumenten wie Personalausweisen, Versicherungspolicen und Bankunterlagen
- Schlafsack oder warme Decke für jedes Familienmitglied; bei kaltem Klima zusätzliches Bettzeug
- Wechselwäsche, einschließlich eines langärmligen Hemds, einer langen Hose und fester Schuhe. Wenn Sie in einem kalten Klima leben, denken Sie an zusätzliche Kleidung.
- Flüssige Haushaltschlorbleiche und eine Pipette. Wenn Sie einen Teil Bleiche in neun Teilen Wasser auflösen, kann die Bleiche als Desinfektionsmittel verwendet werden. Im Notfall können Sie sie auch nutzen, um Trinkwasser zu entkeimen: 16 Tropfen auf 4 Liter. Verwenden Sie in diesem Fall Chlorbleiche ohne Duftstoffe, ohne Stoffe zur Farberhaltung und ohne zusätzliche Reinigungsstoffe.
- Feuerlöscher
- Streichhölzer in einem wasserdichten Behältnis
- Artikel für die Körper- und Damenhygiene
- Essgeschirr, Tassen und Teller aus Pappe, Küchenrolle und Küchenutensilien aus Plastik
- Papier und Schreibzeug
- Bücher, Spiele, Puzzles usw. für die Kinder

Und wenn Sie schon einmal dabei sind, legen Sie *Das Survival-Buch. Überleben in Extremsituationen* von Joshua

Piven und David Borgenicht dazu. Das sollte Ihnen alle noch offenen Fragen beantworten, wenn Sie tatsächlich mit einer Notlage konfrontiert sind. Bewahren Sie all Ihre Notfallvorräte in wasserdichten Behältern auf, die jederzeit zugänglich sind.

37 Essen Sie mindestens drei Portionen Kaltwasserfisch pro Woche

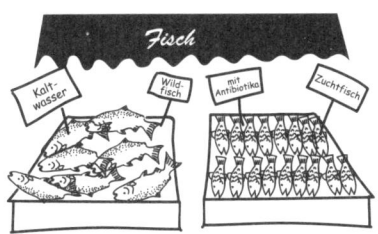

Kaltwasserfisch wie Lachs, Sardinen, Thunfisch, Forelle, Sardellen, Hering, Heilbutt, Kabeljau, Schwarzer Zackenbarsch, Makrelen und Goldmakrelen ist eine ausgezeichnete Quelle hochwertiger Proteine, gesunder Fette und natürlich vorkommender Vitamine und Mineralstoffe. Essen Sie mindestens drei Portionen Kaltwasserfisch pro Woche, mit einer Ausnahme: Es ist besser, Fisch zu meiden, als Meerestiere zu essen, die viel Quecksilber enthalten und aus verschmutzten Gewässern stammen. Kaufen Sie, wann immer möglich, wild gefangenen Fisch.

Im Internet finden Sie Websites dazu, welchen Fisch Sie unbedenklich kaufen können.*

---

* z. B. http://www.utopia.de/magazin/greenpeace-fischratgeber-2013-online-broschuere-mobile-seite   http://www.greenpeace.de/themen/meere/nachrichten/artikel/welcher-fisch-darf-auf-den-teller-4/

38 Essen Sie täglich mindestens fünf Portionen Obst und Gemüse

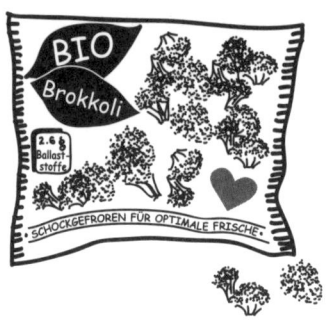

Es gibt überzeugende Beweise dafür, dass der Verzehr von mindestens fünf Portionen Obst und Gemüse pro Tag dazu beitragen kann, chronischen Krankheiten vorzubeugen und vor allem auch dem Risiko, fettleibig zu werden. Die meisten von uns essen jedoch höchstens zwei Portionen Obst und Gemüse pro Tag, also weit weniger als die empfohlenen vier bis sechs Portionen. Betrachten Sie es einmal folgendermaßen: Je mehr Obst und Gemüse Sie verzehren, desto seltener werden Sie zu nährstoffarmen, gesundheitsschädigenden Alternativen greifen. Wenn Sie nicht beides in gleichen Mengen essen möchten, dann entscheiden Sie sich lieber für mehr Blatt- und Fasergemüse als für zuckerhaltiges Obst. Wählen Sie viele Farben, denn die Natur trennt die Nährstoffe nach Farben. Die Nährstoffe, die eine Karotte orange färben, unterscheiden sich von denen, die den

Brokkoli grün machen, aber wir brauchen sie alle, um gesund zu bleiben. Um so viele unterschiedliche Nährstoffe wie möglich aufzunehmen, ist es besser, eine gelbe und eine rote Paprikaschote zu essen als zwei von derselben Farbe. Schockgefrorenes Obst und Gemüse ist in Ordnung und in manchen Fällen sogar besser als frisches (siehe Regel 5).

39 Reden Sie Klartext mit der nächsten Generation

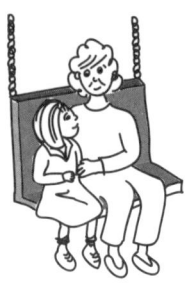

Als junger Mensch fühlt man sich in der Regel unbesiegbar und ignoriert Empfehlungen zu einer gesunden Lebensführung. Doch in jungen Jahren legen wir den Grundstein für unser späteres Leben. Deswegen ist es wichtig, dass wir als Erwachsene unser Bestes tun, um der nächsten Generation bestimmte Gesundheitsregeln nahezubringen. Entscheidend ist, die passenden Worte und Bilder zu finden. Erklären Sie jungen Menschen die Dinge so, dass sie Ihr Vokabular und Ihren Jargon verstehen. Als ich einmal einem Laienpublikum die Bedeutung von Antioxidanzien erklärte, schlug mir jemand vor, für die unterschiedlichen Arten freier Radikale im Körper verschiedenfarbige Murmeln zu verwenden. Damals fand ich das ziemlich albern, aber es funktionierte. Bildliche Darstellungen können beeindruckend und überzeugend sein, vor allem für jüngere Menschen.

Ich hatte zum Beispiel große Mühe, meinen Kindern

zu vermitteln, warum Schokomilch nicht sonderlich gut für sie ist. Erst als ich ihnen eine wunderbare Demonstration des Starkochs Jamie Oliver zeigte, verstanden sie mich schließlich (und beherzigten meinen Rat). Jamie rückte den Zuckerkonsum auf dramatische Weise ins rechte Licht, als er einen gelben Schulbus mit der Menge an Zucker füllte, die dem Milchmischgetränk für den Schulbezirk Los Angeles in einer Woche beigemengt wird. Es war eine visuell überwältigende Erfahrung, zu beobachten, wie der »Zucker« (in diesem Fall weißer Sand) bis über die Fenster hochstieg und den Bus komplett vereinnahmte.

Einigen Eltern fällt es leichter, mit ihren Kindern über Sex zu reden als über Ernährungsfragen, die Gewichtsprobleme oder gewichtsbezogene Krankheiten wie Magersucht berühren könnten. Doch je eher Sie ein offenes Kommunikationsmuster etablieren, desto größer ist die Chance, dass Ihre Kinder Ihnen weiterführende Fragen stellen und – ob Sie es glauben oder nicht – Sie um Rat bitten. Denken Sie daran: Sie werden keine weisen Worte eines älteren Menschen akzeptieren, solange sie nicht verstehen, was sie davon haben und welche Auswirkungen es auf sie hat. Sie werden wissen wollen, warum es jetzt für sie eine Rolle spielt. Als meine Kinder dank Mr Olivers visuellem Beispiel verstanden hatten, wie viel Zucker sie konsumieren, wollten sie dennoch wissen, inwiefern dies im Moment für sie von Belang sei. Da musste ich ihnen erklären, dass ihre Essgewohnheiten einen Einfluss auf ihre Leistungen haben – in der Schule und beim Sport. Wenn sie in der Lage sein wollen, klar zu denken, ihre Prüfungen mit links zu schaffen und wichtige Spiele für ihre Mannschaft zu gewinnen, müssen sie darauf achten, wie sie ihr Gehirn und ihren Körper ernähren. Es ist nicht immer leicht, Kindern klarzumachen, wie wichtig etwas für sie ist, aber wenn Sie es mit den aktuellen Zielen und Träumen der jungen Leute in Verbindung bringen, stehen Ihre Chancen besser, auf offene Ohren zu stoßen.

40 Nutzen Sie Ihre obsessive Seite

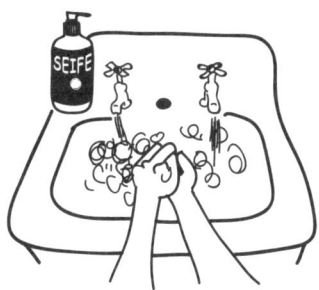

Ein Hauch von Zwangsneurose kann viel dazu beitragen, Sie gesund zu halten. Sie brauchen nicht den Inhalt Ihres Medizinschränkchens zu alphabetisieren, Gerümpel anzuhäufen oder beim Autofahren weiße Handschuhe zu tragen, doch wenn Sie einmal überlegen, welchen Vorteil eine Zwangsneurose hat – nämlich verlässliche Routinen –, dann verstehen Sie, in welchem Zusammenhang sie mit dem Erhalt der Gesundheit stehen könnte. Ein klein wenig Zwangsneurose hilft Ihnen, daran zu denken, sich regelmäßig die Hände zu waschen, vor allem nach dem Kontakt mit Keimbesiedlungen in Bad und Küche und mit rohen Hühnchen. Sie werden Ihr Tagesprogramm streng einhalten. Und Sie werden Ihre Wohnung sauber halten, etwas, was sowohl der Hygiene als auch Ihrem Seelenfrieden dienlich ist.

41 Lassen Sie nie das Frühstück aus

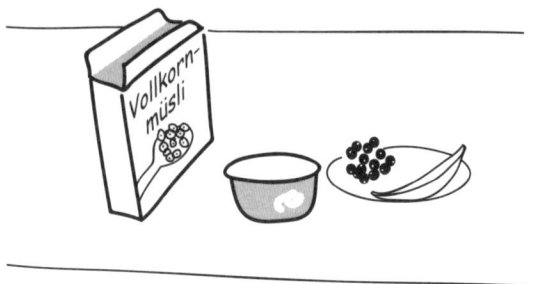

Diese alte Weisheit wird nie ihre Gültigkeit verlieren. Nachdem Ihr Körper die ganze Nacht gefastet hat, braucht er morgens eine Starthilfe für den Stoffwechsel. Wir wissen, dass Menschen, die frühstücken, im Allgemeinen gesünder sind und selten Gewichtsprobleme haben (und dass diejenigen, die Gewichtsprobleme haben, Gewicht verlieren, sobald sie regelmäßig frühstücken!). Das Frühstück auszulassen, um Kalorien zu sparen und abzunehmen, ist eine der übelsten Gewohnheiten. Früh am Tag etwas zu essen hält Sie davon ab, später zu viel in sich hineinzustopfen, hilft Ihnen, mehr Kalorien zu verbrennen, und versorgt Sie dann mit wichtigen Nährstoffen, wenn Sie sie brauchen. Außerdem gibt das Frühstück Ihrem Gehirn einen dringend benötigten Energieschub und verstärkt Ihre Produktivität und Kreativität für den gesamten Tag. Wenn Sie nach dem Aufstehen zu lange mit dem Essen warten, werden Stresshormone ausgeschüttet, die den gesunden Stoffwechsel Ihres Körpers sabotieren. Eine zu hohe Konzentration von Stresshormonen wie Cortisol wird Ihren Körper anspornen, neben anderen unerwünschten Dingen Fett einzulagern.

42 Zweimal täglich 17 Milligramm

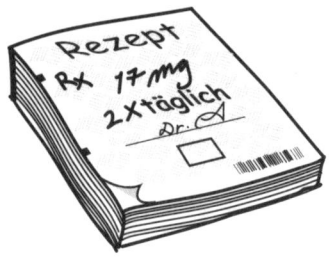

Diese Regel ist ganz allein auf meinem Mist gewachsen.
Wann immer mich jemand bittet, ihm *irgendetwas* zu verschreiben, damit er sich besser fühlt, scherze ich gern:
»Zweimal täglich 17 Milligramm.« Es ist meine Art zu
sagen, dass es kein Allheilmittel und keine Pille gibt, die
bewirken wird, dass der Betroffene sich besser fühlt.
Man hört von Menschen, die Vitamin-B2-Injektionen
oder Vitamininfusionen bekommen und sich auf wun-
dersame Weise besser fühlen. Doch es geht nicht darum,
das eine zu finden, das Ihnen fehlt – ein gesteigertes kör-
perliches Wohlbefinden hängt von der Befolgung einer
ganzen Reihe von Regeln ab. Sich an so viele wie möglich
zu halten vergrößert Ihre Chance auf ein langes, erfülltes
Leben.

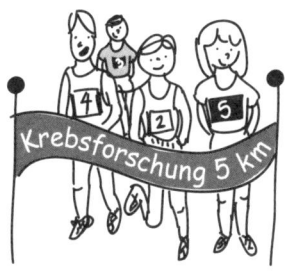

Werfen Sie die Präventionsregeln nicht über Bord, wenn bei Ihnen eine Krankheit oder bestimmte Beschwerden diagnostiziert wurden. Betrachten Sie eine solche Diagnose als Weckruf. Nutzen Sie die Gelegenheit, sich auf sich selbst zu konzentrieren und langfristige Gesundheitsstrategien zu entwickeln. So ist zum Beispiel eine Herzkrankheit weder ein Freibrief dafür, fünfmal pro Woche rotes Fleisch zu essen und keinen Sport mehr zu treiben, noch dafür, die Dinge zu meiden, die Sie tun können, um *anderen* Gesundheitsproblemen vorzubeugen, die wahrscheinlich unter der Oberfläche lauern. Krebsärzte wie ich wissen, dass die meisten Patienten, die ihr Krebsleiden überleben, schließlich nicht an Krebs sterben. Sie erliegen etwas anderem, normalerweise als Folge davon, dass sie diesen Bereich ihres Lebens vernachlässigt haben, weil ihre Konzentration allein dem Krebs galt. So sterben Frauen, die ihren Brustkrebs überleben, normalerweise eher an einer Herzkrankheit als an

Krebs. Lassen Sie also, während Sie mit Beschwerden oder einer bestimmten Krankheit kämpfen, auch die allgemeinen Präventionsregeln nicht außer Acht.

44 Machen Sie Stretching

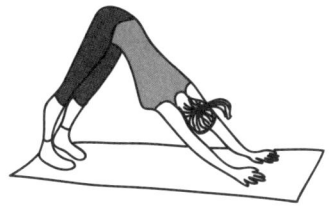

Sie brauchen nicht nach der Gelenkigkeit eines Olympia-turners zu streben, sollten aber regelmäßig Zeit für Stretching (Dehnungsübungen) einplanen. Das wird Ihnen helfen, sich die Beweglichkeit zu erhalten, die Sie brauchen, um auch weiterhin alltäglichen Aktivitäten nachgehen zu können wie zum Beispiel in Autos ein- und auszusteigen, in der Küche herumzuwirbeln und Dinge vom Boden aufzuheben. Überdies wird es Ihnen helfen, an zwei anderen entscheidenden Fähigkeiten zu arbei-ten: Koordination und Gleichgewicht. Laut den U.S. Centers for Disease Control and Prevention stürzt jeder dritte Amerikaner, der älter als 65 ist, einmal pro Jahr. Und bei den 65- bis 84-Jährigen sind Stürze für 87 Pro-zent aller Knochenbrüche verantwortlich und die zweit-häufigste Ursache für Verletzungen des Rückenmarks und des Gehirns.

Planen Sie also neben Ihren anderen körperlichen Aktivitäten auch das Stretching mit ein. Ihre Gelenke – und Ihr innerer Yogi – werden es Ihnen danken.

45 Führen Sie eine To-do-Liste

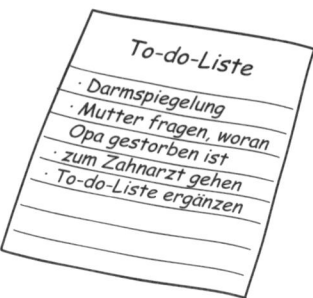

Listen sind nicht nur praktisch, wenn es ums Einkaufen geht. Sie sind ein automatischer Berichtsbogen, eine Möglichkeit, den Überblick zu behalten, und ein Mittel, uns hinsichtlich dessen, was wir erreichen wollen, zu überprüfen. Ergänzen Sie Ihren Ein-, Fünf-, Zehn- und Zwanzigjahresplan durch eine To-do-Liste, die all jene kleinen Schritte und Strategien enthält, die Sie in Angriff nehmen wollen. To-do-Listen können für alle möglichen wichtigen Ziele erstellt werden. Beschränken Sie sich also nicht auf eine einzige Liste. Führen Sie tägliche, wöchentliche und jährliche Listen. Tägliche To-do-Listen können Ihre obersten Prioritäten für den Tag enthalten: die Zeit, die Sie für körperliche Bewegung aufwenden wollen, die Zeit, die Sie für eine Verschnaufpause eingeplant haben, und die Schlafenszeit. Wöchentliche To-do-Listen könnten die Mahlzeiten enthalten, die Sie kochen, Freunde, mit denen Sie sich treffen, und das Hobby, das

Sie ausprobieren möchten – oder Ihre neuen Ideen für eine Work-out-Routine. Jährliche Listen sollten Erinnerungen an Arztbesuche, Screeningtests und Impfungen mit einschließen.

Wenn Sie Ihrer Familie die Listen mit Ihren großen Zielen zeigen, wird der Wunsch, Ihr Durchhaltevermögen zu beweisen, dafür sorgen, dass Ihre Motivation erhalten bleibt.

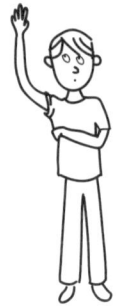

Es erfordert viel Mut, um Hilfe zu bitten. Wir sind unglaublich autonome Wesen, die gern eigenständig agieren. Wir ziehen es vor, Probleme selbst zu lösen, und schätzen Eigensinn, so als würde es sich um eine positive Eigenschaft handeln. Doch manchmal sind unsere Probleme einfach zu groß. Stellen Sie fest, wo Ihre Grenzen liegen, und respektieren Sie sie. Es ist nichts falsch daran, um Hilfe zu bitten, wenn es nötig ist, ob es nun darum geht, mit dem Diabetes leben zu lernen, Ihrer Schlaflosigkeit auf den Grund zu kommen, einen auf Ihre Bedürfnisse zugeschnittenen Ernährungs- und Trainingsplan zu erstellen oder einen Therapeuten zu finden, um sich mit psychischen Problemen auseinanderzusetzen, die Ihre Lebensqualität beeinträchtigen. Setzen Sie nicht voraus, dass Sie sich immer um alles gleichzeitig kümmern können. Niemand kann das. Und niemand ist ein Experte auf jedem Gebiet, auch nicht im Zeitalter des

Internets. Seien Sie bereit, von der Weisheit und Erfahrung anderer zu profitieren – der von Fachleuten und Freunden, die Ihre Sorgen und Ängste lindern können, indem sie von ihren eigenen Kämpfen berichten.

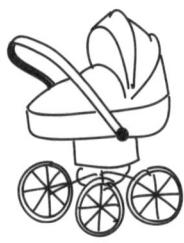

Diese Regel ist sicher nichts für jeden von uns, doch es lohnt sich, den Gedanken zu erwägen: Sie werden wahrscheinlich länger leben als Ihre kinderlosen Mitmenschen. Das mag unlogisch erscheinen, weil Kinder eine Menge zusätzlichen Stress bedeuten. Doch einer der Gründe dafür, dass Menschen, die Kinder haben, diejenigen, die keine haben, überleben, ist vielleicht der, dass sie im Allgemeinen besser auf sich achten und seltener Dinge tun, die das Risiko eines vorzeitigen Tods erhöhen. Und natürlich hat auch das viele Herumrennen mit Kindern etwas für sich. Ein Kind großzuziehen zwingt uns, aktiv und geistig fit zu bleiben – was beides der Gesundheit dient.

48 Halten Sie sich an ärztliche Verordnungen

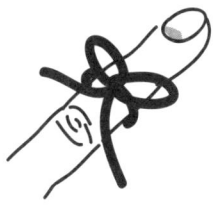

Ob wir einer Krankheit vorbeugen, mit ihr zurechtkommen und sie erfolgreich behandeln können, hängt davon ab, wie genau wir uns an die empfohlene Verwendung eines Medikaments halten, einschließlich der Dosierung (wie viel wir davon nehmen sollen) und des Zeitpunkts (wann wir es nehmen sollen). Das Nichtbefolgen ärztlicher Verordnungen ist heutzutage eines der größten Probleme in der Gesundheitsfürsorge. Laut einem Bericht von Harris Interactive aus dem Jahr 2005 wird rund die Hälfte aller verschriebenen Medikamente nicht zu Ende oder überhaupt nicht genommen. Letzteres trifft vor allem auf Medikamente zur Behandlung symptomloser Zustände wie hohen Blutdrucks oder eines hohen Cholesterinspiegels zu. Doch die langfristigen Folgen einer Nichteinnahme dieser Medikamente können verheerend sein. Also: Egal, wie Sie sich fühlen, halten Sie sich an die vorgeschriebene Medikamenteneinnahme, als würde Ihr Leben davon abhängen, und seien Sie ehrlich gegenüber Ihrem Arzt, falls Sie es nicht tun.

49 Schaffen Sie sich einen Hund an

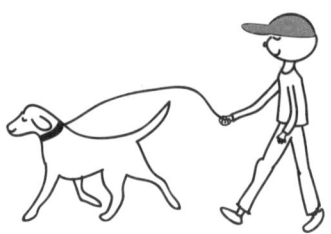

Wir wissen seit Langem aus Erfahrung, dass Hundebesitzer oft zu den glücklichsten, fröhlichsten Zeitgenossen gehören. Doch das liegt nicht nur daran, dass sie die Gesellschaft eines Wesens genießen, das sie lieben und für das sie sorgen. Einen Hund zu besitzen erfordert, dass Sie sich an einen relativ konstanten und verlässlichen Zeitplan halten und seinem Bedürfnis nach regelmäßigen Mahlzeiten, Spaziergängen und Nickerchen gerecht werden. Mit anderen Worten: Es zwingt Sie, feste Gewohnheiten beizubehalten, die Ihrer Gesundheit förderlich sind. Außerdem bringt ein Hund Sie dazu, sich regelmäßig zu bewegen und zumindest ein wenig körperlich anzustrengen, auch wenn Fido kein quirliger Windhund ist, der gern schnell läuft. Mit Ihrem Hund nach draußen in die Natur zu gehen bietet Ihnen auch die Vorteile einer Auszeit, da Sie Ihren Schreibtisch verlassen und – abgesehen vom Aufheben der Hundehaufen, während Sie gleichzeitig telefonieren – auch das Multitasking einstellen müssen.

50 Führen Sie das schwierigste Gespräch

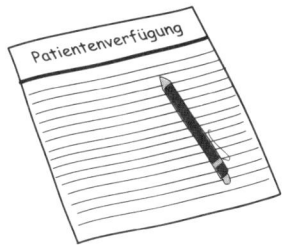

Tut mir leid, dass ich Ihnen einen Dämpfer verpasse, doch diese Regel wird normalerweise unter den Teppich gekehrt, bis es dann schließlich zu spät ist. Gespräche über Entscheidungen in Bezug auf das Lebensende und lebenserhaltende medizinische Maßnahmen machen keinen Spaß. Doch sie erleichtern es sehr, im gegebenen Moment mit einer familiären Krise umzugehen. Es ist kein Vergnügen, von Ärzten, denen Sie zum ersten Mal begegnen, mit schwierigen medizinischen Fragen konfrontiert zu werden, mit denen Sie sich nie zuvor beschäftigt haben (das gilt auch für Ihre Lieben, falls Sie selbst nicht mehr in der Lage sein sollten, die Fragen zu beantworten). Falls Sie sich nicht mehr rechtswirksam äußern können und die Ärzte sich an Ihre Familienmitglieder wenden, sollten diese auf Fragen folgender Art vorbereitet sein: Wollen Sie, dass alles getan wird, um Sie am Leben zu erhalten? Nichts? Falls lebenserhaltende Maßnahmen erforderlich werden, stimmen Sie ihnen zu? Wo wollen Sie die Grenze ziehen? Wer ist dafür verantwortlich, in Ihrem Namen Entscheidungen zu treffen? Wir hoffen natürlich, dass unsere Familienmitglieder sich darin einig sind, an unseren Wünschen ausgerichtete Entscheidungen zu fällen, doch wenn die Dinge nicht irgendwo festgehalten sind (in einem Rechtsdokument wie einer Patienten- oder einer Betreuungsverfügung), kommt es leicht zu Streitigkeiten und Uneinigkeit. Das können Sie jedoch mit nicht verhandelbaren Anweisungen, die keinen Raum für Zweifel oder Uneinigkeit lassen, verhindern.

Im Internet finden Sie Vordrucke von Patientenverfügungen mit Anregungen und Hinweisen, die es Ihnen ermöglichen, Ihre ganz persönlichen Vorstellungen schriftlich festzuhalten (siehe zum Beispiel www.seite55. de/gesundheitstipps_patientenverfuegung.htm).

51 Eignen Sie sich ein medizinisches Basisvokabular an

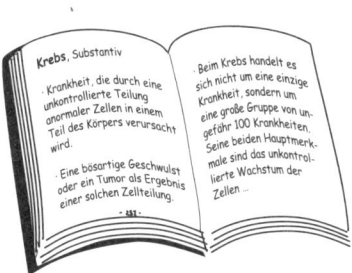

Könnten Sie »Entzündung« in ein oder zwei Sätzen definieren? Wissen Sie, was »Krebs« wirklich ist? Wie steht es mit »Herzkrankheit« und den Anzeichen für einen Herzinfarkt? Kennen Sie den Unterschied zwischen einem »Vitamin« und einem »Medikament«? Oder auch zwischen einem »Arzneimittel« und einem »Nahrungsergänzungsmittel«?

Dies sind Schlüsselbegriffe, die jeder verstehen sollte, denn sie tauchen täglich in den Medien auf. Lesen Sie sich Kenntnisse dazu an, damit Sie Zeitungsartikel zu Gesundheitsfragen verstehen und einschätzen können, inwieweit die neue Forschung für Sie wichtig sein könnte. Betrachten Sie die Sache so: Wenn Sie ein neues Auto kaufen wollen, kennen Sie wichtige Jargonbegriffe wie »von null auf hundert« oder den Unterschied bei den Verbrauchsangaben zwischen l/100 km auf der Autobahn und l/100 km in der Stadt. Die Kenntnis bestimmter Definitionen in der Autoindustrie ermöglicht es Ihnen, bessere Entscheidungen darüber zu treffen, welches Auto für Sie geeignet wäre. Dasselbe gilt in der Gesundheitsbranche. Wenn Sie mit dem grundlegenden Vokabular vertraut sind, können Sie bessere Entscheidungen in Bezug auf Ihre Gesundheit treffen.

52 Definieren Sie Ihr Verständnis von Gesundheit

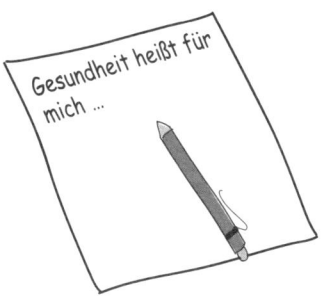

Was bedeutet es für Sie, gesund zu sein? Einen Kilometer in weniger als vier Minuten zu laufen? Grazil genug zu sein, um das Cover einer Zeitschrift zu schmücken? Ihren Diabetes unter Kontrolle zu haben? Die Krankheiten Ihrer Eltern zu vermeiden und hundert Jahre alt zu werden? Jeder wird eine andere Definition haben. Ergründen Sie Ihre eigene Definition von Gesundheit, und entwickeln Sie daraus Ihren eigenen Gesundheitscode – die Regeln, an die Sie sich halten werden, um dieser Definition zu entsprechen.

Dies bedeutet, dass Sie Ihren eigenen Satz von Daten, Regeln oder Standards festlegen, die etwas über Ihre Gesundheit aussagen, also das, was ich als persönliche »Metrik« bezeichne. Ihr Gewicht zum Beispiel könnte eine persönliche Metrik sein. Auch Ihr Bedürfnis, um 19 Uhr zu Abend zu essen und Punkt 21.30 Uhr ins Bett zu gehen, damit Sie sich am nächsten Tag gut fühlen, gehört zur persönlichen Metrik. Aus einer umfassenderen Perspektive könnten Sie Metriken als eine Reihe von Gewohnheiten und Bräuchen betrachten, die Ihre Gesundheit entweder verbessern oder verschlechtern.

In diesem Teil des Buches habe ich Ihnen viele potenzielle Metriken an die Hand gegeben, mit denen Sie Ihre Gesundheit messen können. Jetzt wollen wir uns den Dingen zuwenden, die Sie tunlichst vermeiden sollten.

Teil II

Was Sie vermeiden sollten

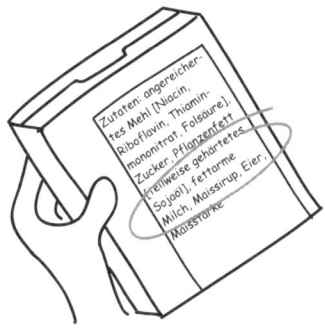

Transfette. Maissirup mit hohem Fruchtzuckergehalt. Konservierungsstoffe. Lebensmittelfarben. Zusatzstoffe. Mononatriumglutamat. Künstliche Süßstoffe. Hydrolysiertes Protein. Ammoniak. Fruchtsaftkonzentrat. Natrium plus Steroide. Sie wissen, dass Sie mit derlei Zutaten keinen Preis fürs Clean Eating, also den Verzehr möglichst unverarbeiteter Nahrungsmittel, gewinnen werden. Ebenso wenig werden Lebensmittel, die weltweit unter Markennamen gehandelt werden und oft von undurchschaubaren und nicht mehr kennzeichnungspflichtigen Zusatzstoffen nur so wimmeln, einen Preis dafür gewinnen, »clean« zu sein. Sie in Maßen zu verzehren ist kein Problem. Aber denken Sie an Regel 5: Essen Sie echte Nahrung (die meiste Zeit). Echte Nahrung hat keinen Aufkleber mit einer Liste von Zutaten oder Behauptungen, was sie für Sie tun kann. Echte Nahrung hat keine lange Haltbarkeitsdauer und tut das, was Lebewesen tun, sobald sie ihrer Wurzeln beraubt sind oder sterben: Sie verfaulen.

Aber was ist mit Dingen wie Gluten, Soja und GVO (genetisch veränderten Organismen), die in jüngster Zeit in Verruf geraten sind? Zweifellos leiden viele Menschen an Lebensmittelunverträglichkeiten und -empfindlichkeiten und sollten Zutaten meiden, die ihr Verdauungssystem reizen oder auf andere Weise Schaden in ihrem Körper anrichten. In großen Mengen kann Soja das Hormonsystem durcheinanderbringen und sollte deswegen in Maßen verzehrt werden. (Übrigens: Die in der asiatischen Küche allgegenwärtige Soja ist nicht dasselbe wie das unfermentierte Sojaprotein, das überall in der westlichen Nahrung zu finden ist.) Doch wenn Sie vorrangig echte Nahrung essen, brauchen Sie sich viel weniger Gedanken über diese Tabuzutaten oder irgendwelche anderen Zutaten zu machen. Sie werden sie nicht in so großen Mengen verzehren, dass sie Schaden anrichten können. Vergessen Sie auch nicht, dass selbst Produkte mit dem Etikett »glutenfrei« normalerweise nichts weiter als das sind – Produkte. Sie sind keine echte Nahrung.

Und was ist mit GVO? Keine Sorge, auch genetisch veränderte Nahrungsmittel bringen Sie nicht um. GVO Mais verursacht keinen Krebs, doch der Stress, den es Ihnen bereitet, sich mit diesem Gedanken herumzuquälen, wird Ihr Risiko erhöhen. (Leckerbissen: Einen Großteil der Hysterie im Zusammenhang mit GVO verdanken wir dem britischen Umweltschützer Mark Lynas, der im Zentrum der Anti-GVO-Bewegung stand. Im Januar 2013 änderte Mr Lynas seine Meinung grundlegend und ist nun ein entschiedener GVO-Verfechter. Warum? »Nun, die Antwort ist ganz einfach«, so Lynas. »Ich habe die Wissenschaft entdeckt und bin mittlerweile, wie ich hoffe, ein besserer Umweltschützer geworden.« Das gebe Gott!)

Apropos Wissenschaft: Hüten Sie sich vor Diäten, die versprechen, Sie von allem zu heilen, oder die Sie zu so seltsamen Dingen wie der Einnahme von Nahrungsergänzungsmitteln zum Entgiften oder zur Leberreinigung (siehe die nächste Regel) veranlassen. Die überwiegende Mehrzahl dieser Diäten wird nicht durch wissenschaftliche Daten gestützt. Hier geht es allein um Profit. Ihre Promoter versuchen, die Produkte mithilfe eines pseudowissenschaftlichen Jargons und von Verschwörungstheorien an den Mann zu bringen. Bis zu einem gewissen Grad können Diäten hilfreich sein, nämlich dann, wenn sie Sie zum Verzehr hochwertigerer Lebensmittel anleiten und Ihnen die Prinzipien der Portionskontrolle und der richtigen Ernährungsweise vermitteln. Doch für Diäten wird in dem Versuch, den gesunden Menschenverstand und das Bauchgefühl zu übertönen, die große Werbetrommel gerührt. Ich hoffe, dass Sie den Unterschied zwischen einem Apfel und einem Apfelbeignet kennen. Und den Unterschied zwischen einem glutenfreien Sojaburger mit Schmelzkäse und einem Filetburger mit Portobello-Champignons. Welcher Burger wurde aus Zutaten hergestellt, von denen Sie sich tatsächlich ein Bild machen können?

54 Entgiftungsmittel

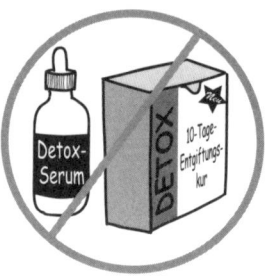

Ihr Körper versteht es dank Ihrer Nieren, Ihrer Leber, Schweißdrüsen, Lunge und Ihres Verdauungssystems hervorragend zu entgiften. Deshalb brauchen Sie nicht zu so drastischen und manchmal gefährlichen Maßnahmen wie der Verwendung von Nahrungsergänzungsmitteln und Detox-Rezepturen zu greifen, die als Entgiftungsmittel vermarktet werden. Diese Mittel sind Unsinn. Zu vielen von ihnen existieren nur wenige oder gar keine Studien, um so maßlos übertriebene Behauptungen zu belegen wie die, dass sie Toxine abbauen und entfernen, den Darm und das Blut reinigen, den Gewichtsverlust ankurbeln, das Fett wegspülen und Krankheiten behandeln. Einige dieser Mittel sind ausgesprochen bedrohlich – um nicht zu sagen gefährlich. Bevor Sie derlei Kuren auch nur in Erwägung ziehen, sollten Sie sich anhand randomisierter Studien vergewissern, dass diese Mittel tatsächlich wirksam sind. Experimentieren Sie nicht herum, bevor tatsächliche Beweise vorliegen, die weithin von der Ärzteschaft akzeptiert werden.

Wir leben heute zweifellos in einer stärker verschmutzten Umwelt, doch wir sollten uns davor hüten, dreiste, extreme Aussagen über die möglichen Auswirkungen von Toxinen zu akzeptieren. Ich möchte darauf hinweisen, dass Loma Linda, das zu den Gemeinden mit der weltweit höchsten Lebenserwartung zählt – eine erstaunliche Anzahl von Menschen wird dort über hundert Jahre alt –, in der Nähe des versmogten Los Angeles liegt. Toxine sammeln sich im Laufe der Zeit in unserem Körper an; das ist so unvermeidlich wie die Falten und die grauen Haare, die wir bekommen. Doch der einzig sichere Weg, die Giftstoffe wieder loszuwerden, ist der, sich auf die körpereigenen Systeme zu verlassen, die gut gerüstet sind, diese Aufgabe zu bewältigen.

Und es gibt keine »immunstärkenden« Mittel. Die beste Methode, Ihr Immunsystem zu verbessern, ist die, sich gesund zu ernähren und aktiv zu bleiben. Auch Superlebensmittel existieren nicht. Ja, einige Lebensmittel enthalten mehr Nährstoffe als andere, aber es ist stark übertrieben und irreführend, irgendein Lebensmittel als »Superfood« zu bezeichnen. Lassen Sie sich nicht von Leuten, die Ihnen etwas andrehen wollen, das Ihren Körper »mit Sauerstoff anreichert«, zum Narren halten. Ihre Lungen erledigen dies für Sie. Ihr Körper hat hierfür seine eigenen Mechanismen. Reinigen sollten wir nur unsere Haut, Haare, Zähne und wohl auch unsere Garagen.

55 Riskante Verhaltensweisen und gefährliche Sportarten

Traumata sollten wir nicht nur um unseretwillen, sondern auch um unserer Familie willen so weit wie möglich vermeiden. Verletzungen schädigen uns oft für sehr lange Zeit, wenn nicht sogar für immer. Deswegen sollten wir uns fragen, inwieweit wir bereit sind, Risiken einzugehen, die lebensverändernde Folgen haben könnten.

Haben Sie je einen Kontaktsport wie Football, Eishockey, Fußball, Rugby, Lacrosse, Wasserpolo, Wrestling, Boxen oder Basketball betrieben oder betreiben ihn derzeit? Wie sieht es mit Ihren Kindern aus? Kontaktsportarten bergen nicht nur das Risiko kurzfristiger Verletzungen wie Schnitte, Prellungen, Knochenbrüche sowie Muskel-, Sehnen- und Bänderzerrungen. Wiederholte Verletzungen, vor allem Schädel-Hirn-Traumata, haben aufgrund der Entzündungsreaktionen im Gehirn und im Körper selbst dann langfristige Auswirkungen, wenn sie keine Gehirnerschütterung verursachen. Das erklärt, warum so viele Spieler der NFL (National Football League) an vorzeitigen Herzkrankheiten und Schlaganfällen leiden, während Nonnen die Gewinnerinnen des Langlebigkeitswettbewerbs sind. Möglicherweise erklärt dies auch die schockierende Anzahl von Selbstmorden bei Sportlern, die beim Kontaktsport wiederholt Schläge auf den Kopf bekommen haben, unter anderen Umständen wahrscheinlich jedoch nicht selbstmordgefährdet wären.

Auch riskante Verhaltensweisen können Ihr Leben verkürzen und seine Qualität beeinträchtigen. Hierzu gehören so offensichtliche wie das Rauchen und Alkohol am Steuer, aber auch weniger offensichtliche wie der Versuch, als Anfänger eine extrem schwierige Skipiste hinabzusausen oder ohne Training einen Marathon zu laufen. Ich glaube, Sie verstehen, was ich meine. Es ist nichts dagegen einzuwenden, sich hin und wieder herauszufordern und etwas zu tun, was außerhalb der eigenen Komfortzone liegt. Doch den Erlebnishunger zur Gewohnheit werden zu lassen und Verhaltensweisen an den Tag zu legen, die offensichtlich und bekanntermaßen gefährlich sind, ist eine andere Sache. Lebensversicherungen fragen nicht umsonst, ob Sie Sporttaucher sind oder ein kleines Flugzeug fliegen.

56 Röntgenscanner am Flughafen

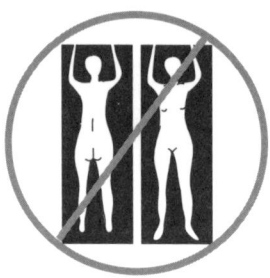

Wissen wir wirklich, was diese Apparate uns antun? Wo sind die Langzeitdaten, die Jahrzehnte zurückreichen und uns zeigen, dass die Scanner wirklich harmlos sind? In den 1930er- und 1940er-Jahren wurde in Schuhläden ein Fluoroskop genannter Röntgenapparat benutzt, um anhand der Aufnahmen von den Füßen der Kunden zu sehen, ob die anprobierten Schuhe die richtige Größe hatten. Und wissen Sie was? Diejenigen, die einer hohen Strahlenbelastung ausgesetzt worden waren, bekamen Krebsgeschwüre an den Füßen.

Solange die Wissenschaft keine Beweise für die Sicherheit von Röntgenscannern hat, werde ich weiterhin um die manuelle Abtastmassage bitten, wenn ich durch die Sicherheitskontrolle an einem Flughafen gehe. Das empfehle ich auch Ihnen. Und lassen Sie uns für eine bessere Technologie eintreten, die uns vor Röntgenstrahlen verschont. (Eine Randbemerkung: Möglicherweise verschwinden diese Scanner aufgrund der Kontroversen, die sie hervorgerufen haben, von unseren Flughäfen, doch auch vor ähnlichen Technologien, deren Sicherheit nicht ausreichend bewiesen ist, sollten Sie sich hüten.)

57 Sonnenbrände

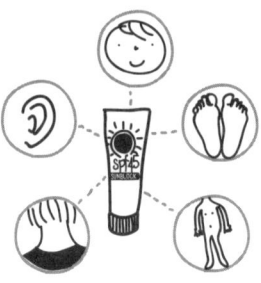

Ihre Haut wiegt etwa doppelt so viel wie Ihr Gehirn. Sie ist ein riesiges Organ, das als schützende Barriere für das Körperinnere dient. Doch je hellhäutiger Sie sind, desto höher ist Ihr Risiko für Sonnenbrände. Die Symptome eines Sonnenbrands sind zwar normalerweise temporär, doch der Hautschaden ist oft dauerhaft und kann ernsthafte langfristige Auswirkungen auf die Gesundheit haben wie ein vorzeitiges Altern und Hautkrebs. Auch wenn die Haut sich etwa alle 27 Tage erneuert, indem die äußeren Hautzellen abgestoßen werden und von innen her neue Zellen nachwachsen, können sich tief verborgene Verletzungen noch Jahre später manifestieren. Ein Sonnenbrand ist auch eine Lektion in puncto Entzündung, die sich, noch lange nachdem der Sonnenbrand verschwunden ist, auf den Körper auswirken kann. Sie müssen sich keinen Sonnenbrand holen, um genug Strahlen für die Produktion von Vitamin D aufzunehmen. Aber Sie müssen Ihre Haut vor den schädlichen

Wirkungen ultravioletter Strahlung schützen. Und vergessen Sie nicht so schwer zu erreichende Stellen wie den oberen Ohrenrand, den Nacken und die Kopfhaut (tragen Sie in diesem Fall einen Hut).

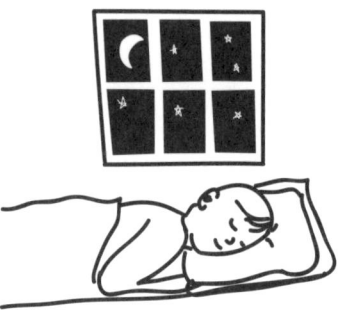

Auf eine schlechte Nacht folgt gewöhnlich ein schlechter Tag. Wir alle können ein Lied davon singen, was Schlafmangel mit uns anrichtet. Er macht uns launisch, benebelt, unproduktiv, unkreativ, unerträglich müde und seltsam unkoordiniert (manche behaupten, dass ein erheblicher Schlafmangel sich auf unsere Motorik genauso auswirkt wie ein Alkoholrausch). Diese offensichtlichen Symptome werden Ihnen vermutlich auffallen, doch was aus biochemischer Sicht passiert, nehmen Sie nicht unbedingt wahr. Dazu nur so viel: Schlafmangel ist ein Schurke, der dem Wohlergehen schadet, während sein Gegenpart – der erholsame Schlaf – zu den unbesungenen Helden dieser Welt gehört. Nachgewiesene Wirkungen des Schlafs sind unter anderem folgende: Er kann diktieren, wie viel wir essen, wie dick wir werden, ob wir Infektionen abwehren können, wie kreativ und einsichtig wir sind, wie gut unser Erinnerungsvermögen ist, wie gut wir Neues erlernen, wie leicht wir mit Stress fertigwerden und wie schnell wir Informationen verarbeiten können. Das Gehirn ist nachts viel aktiver als am Tag. Wenn Sie nur anderthalb Stunden des nächtlichen Schlafs verlieren, den Ihr Körper braucht, lässt Ihre Aufmerksamkeit am folgenden Tag um ein Drittel nach. Tatsächlich können wir länger ohne Essen als ohne Schlaf auskommen. Die Nebenwirkungen schlechter Schlafgewohnheiten sind zahlreich: Bluthochdruck, Verwirrtheit, Gedächtniseinbuße, die Unfähigkeit, neues Wissen zu erwerben, Fettleibigkeit, kardiovaskuläre Erkrankungen und Depressionen. Und wenn wir die Parallelen zwischen unserer Fettleibigkeitsepidemie und dem kollektiven Schlafmangel betrachten, müssen wir uns fragen: Könnte Schlaf die ultimative Diät sein?

65 Prozent der Amerikaner sind übergewichtig oder fettleibig, ein Prozentsatz, dem angesichts der Tatsache, dass schätzungsweise 63 Prozent aller erwachsenen Amerikaner nicht die empfohlenen acht Stunden Schlaf pro Nacht einhalten, eine besondere Bedeutung zukommt. Der durchschnittliche Erwachsene schläft an Wochentagen 6,9 Stunden und an Wochenenden 7,5 Stunden, im Durchschnitt also sieben Stunden pro Nacht. Wie viel Schlaf bekommen Sie? Haben Sie weniger als 1460 Träume pro Jahr, der Durchschnitt bei jemandem, der gut schläft?

Heutzutage tragen viel zu viele Menschen den Schlafmangel wie eine Auszeichnung vor sich her. Deswegen stelle ich Patienten, die Angst vor einer verhängnisvollen Diagnose haben, als eine der ersten Fragen folgende: Wie schlafen Sie?

Es ist nicht weiter verwunderlich, dass unser Schlafmangel die Schlafmittelindustrie gewaltig angekurbelt hat. Mindestens 20 Prozent der älteren amerikanischen Erwachsenen benutzen irgendein Schlafmittel, einschließlich verschreibungspflichtiger Mittel, rezeptfreier Mittel oder sogar Alkohol. Viele verwenden solche Mittel jeden Abend, um schläfrig zu werden. Ist es in Ordnung, ein Schlafmittel zu nehmen? Oder besser gefragt: Brauchen wir dies in unserer heutigen Gesellschaft, weil wir uns nicht mehr auf den uns angeborenen Schlafmechanismus verlassen können? (Und Schlaf ist übrigens so wie alles andere, das unser Körper automatisch für unser Überleben tut, ein sehr natürlicher Prozess.)

Die große Mehrzahl derjenigen, die an Schlaflosigkeit oder nächtlichen Aufwachphasen leiden, könnte – ohne Hilfsmittel – wieder erholsam schlafen, wenn sie den Schuldigen identifizieren und ein paar schlaffördernde Gewohnheiten annehmen würde. So gilt es unter anderem, Inhaltsstoffe wie Koffein zu meiden, die dem Schlaf entgegenwirken, wenn sie zu spät am Tag konsumiert werden, stark beunruhigende Gedanken ausschalten zu lernen und sich strikt daran zu halten, jeden Abend zur selben Zeit ins Bett zu gehen und jeden Morgen zur selben Zeit aufzustehen. Wichtig ist auch eine ideale Schlafumgebung (zum Beispiel keine stimulierenden elektronischen Geräte im Schlafzimmer, da viele von ihnen blaues Licht ausstrahlen, das wach hält). Lernen Sie, mit Schlafmitteln sparsam umzugehen und sie nur in Ausnahmesituationen wie beim Reisen durch Zeitzonen zu benutzen. Überlegen Sie auch, welche Schlafumgebung für Sie ideal ist. Ist es besser für Sie, getrennt von Ihrem Ehepartner zu schlafen? Versuchen Sie noch immer, ein schmales Doppelbett mit Ihrem unruhigen Partner zu teilen (der zudem schnarcht)? Im Alter von sechzig schnarchen 60 Prozent der Männer und 40 Prozent der Frauen während des Schlafens. Was stört Ihren Schlaf? Dass über 30 Prozent aller Paare sich dafür entscheiden, in getrennten Betten oder sogar getrennten Zimmern zu schlafen, ist nicht sehr verwunderlich. Wenn Sie regelmäßig gut schlafen, scheint alles im Leben besser zu sein, einschließlich Ihrer Beziehungen. Wenn Sie schlecht schlafen, gibt es wahrscheinlich einen Grund dafür. Finden Sie ihn und holen Sie sich den erholsamen Schlaf zurück. Sie brauchen ihn.

59 High Heels und andere heimtückische Entzündungsquellen

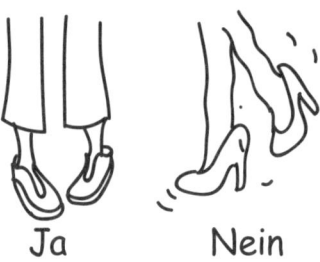

Ja   Nein

Eine Entzündung ist eine normale, aber manchmal über-
aktive biologische Reaktion auf schädliche Reize. Ihr
Ziel ist es, den Heilungsprozess einzuleiten. Wird sie
aufgrund einer Krankheit oder von lang anhaltendem
Stress jedoch chronisch, kann sie sich verheerend auswirken. Deswegen werden Entzündungen mit einigen
der gegenwärtig besorgniserregendsten degenerativen
Krankheiten wie Herzleiden, Alzheimer, Krebs, Autoimmunerkrankungen, Diabetes und einem beschleunigten Alterungsprozess in Verbindung gebracht.

Wenn Sie barfuß herumlaufen oder unbequeme
Schuhe tragen, kommt es zu unnötigen Entzündungen
an den Füßen, die sich auf Ihren gesamten Körper auswirken können. Wollen Sie die Entzündungen in Ihrem
Körper verringern und Ihre Gelenke und das Kreuz ent-
lasten, um die Entzündungen ausheilen zu lassen, dann
fällt mir keine bessere und leichtere Methode ein, als

ganz einfach grundsätzlich gute, bequeme Schuhe zu tragen.

Zu anderen Methoden, im Verborgenen wirkende Entzündungsquellen zu reduzieren, zählen ein gesundes Gewicht (Regel 13), die Regelmäßigkeit in Ihrem Leben (Regel 3), die jährliche Grippeschutzimpfung (Regel 14), die mögliche Einnahme von Baby-Aspirin (Regel 22) und Statinen (Regel 21), eine positive Einstellung (Regel 31) und der umsichtige und verantwortungsvolle Umgang mit jedweder Krankheit (Regel 26). Falls Sie Anzeichen irgendeiner chronischen Entzündung feststellen, ob Sodbrennen oder Rückenschmerzen, sollten Sie alles in Ihrer Macht Stehende tun, um das Problem zu lösen.

60 Entsaften

Glauben Sie ja nicht, Jack LaLanne habe sein langes Leben (er wurde 96 Jahre jung) seinem gleichnamigen Entsafter verdankt. Vielleicht wäre er sogar hundert Jahre alt geworden, wenn er sich dem Trend, Obst und Gemüse in einem Mixer zu zerkleinern und dann zu trinken, entzogen hätte. Gefällt es dem Körper wirklich, zehn Karotten auf einmal zu konsumieren? Oder ein Pfund Rettich? Wichtiger ist jedoch die Frage, ob die ursprünglichen Nährstoffe der Früchte und des Gemüses, das nun in einem Glas Saft enthalten ist, tatsächlich noch dieselben sind? Ich glaube nicht.

Beginnen wir mit dem Sauerstoff. Sauerstoff ist ein starkes Oxidationsmittel, das die Molekülchemie im Handumdrehen verändert, indem es Elektronen an sich bindet. Raten Sie mal, was passiert, wenn man Fruchtfleisch oder aufgeschnittenes Gemüse der sauerstoffreichen Luft aussetzt? Es oxidiert sofort, im Bruchteil einer Sekunde – vor allem, wenn man es dann noch in einem

Mixer zerkleinert. Wir verändern die gesamte Wirkungsweise der Nährstoffe. Nicht grundlos verkauft die Firma Tropicana die meisten ihrer Säfte in undurchsichtigen, licht- und luftdichten Kühlbehältern. Sie ist schon lange im Geschäft und versteht es, die Nährstoffe in ihren Produkten so lange wie möglich zu konservieren.

Ich habe bereits betont, wie wichtig es ist, echte Vollwertnahrung zu sich zu nehmen. Saft aus einem Entsafter ist keine Vollwertnahrung – er ist *verarbeitet,* weil die Ballaststoffe samt den sekundären Pflanzenstoffen entfernt wurden. Wenn jemand sagt, das Entsaften habe seine Gesundheit gerettet oder in irgendeiner Weise seinen Körper verändert, dann sagt er in Wirklichkeit, es habe ihn davon abgehalten, Junkfood zu essen.

Obst- und Gemüsesaftabfüller verweisen gern auf die zahlreichen Studien über den gesundheitlichen Nutzen eines vermehrten Konsums von frischem Obst und Gemüse, vergessen aber zu erwähnen, dass diese Daten nicht aus Studien stammen, die mit Säften durchgeführt wurden, sondern mit ganzen Früchten. Das ist so, als würde man Äpfel mit Birnen vergleichen (entschuldigen Sie den Kalauer). Sie wissen also, was Sie tun sollten: den Entsafter wegwerfen und die ganzen Früchte essen!

61 Mehr als drei Portionen rotes und/oder verarbeitetes Fleisch pro Woche

Nicht mehr als 3 Portionen pro Woche

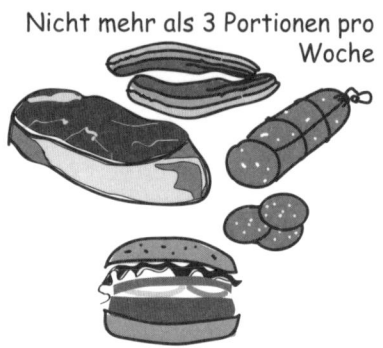

Wie der Alkoholkonsum hat auch der Fleischverzehr Vor- und Nachteile. Rotes Fleisch in Maßen zu essen ist nicht unbedingt schlecht, doch Studien haben gezeigt, dass mehr als drei Portionen pro Woche das Risiko für bestimmte Krankheiten und chronische Zustände erhöhen können. Außerdem weist eine Fülle von Daten darauf hin, dass verarbeitetes Fleisch wie Fleischdelikatessen, Salami, Schinken, Speck, Hotdogs und Würstchen negative gesundheitliche Auswirkungen haben kann. Eine mögliche Erklärung ist die, dass verarbeitetes Fleisch hohe Konzentrationen an Salz oder schädlichen Chemikalien enthält. Mäßigen Sie also Ihren Fleischkonsum.

62 Vitamine und Nahrungsergänzungsmittel

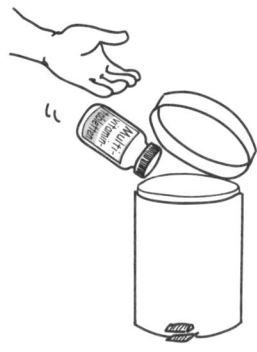

Von den zahlreichen Vitaminstudien, die in den letzten Jahrzehnten mit Gruppen von über tausend Probanden durchgeführt wurden, haben viele ergeben, dass die Einnahme von Vitaminpräparaten mit einem erhöhten Risiko für Krankheiten wie Krebs in Beziehung steht und nur einen geringen gesundheitlichen Nutzen hat. Einige der Ergebnisse waren statistisch signifikant, andere nicht. Die Wechselwirkungen zwischen Nahrungsergänzungsmitteln und dem Körper sind sehr komplex, doch eine einfache Erklärung könnte die sein, dass der Körper gern freie Radikale produziert, um »schlechte« Zellen, einschließlich der Krebszellen, anzugreifen. Wenn Sie diesen Mechanismus beeinflussen, indem Sie große Mengen an Vitaminen schlucken, vor allem jene, die als Antioxidanzien angepriesen werden, hemmen Sie die natürliche Fähigkeit Ihres Körpers, sich selbst zu kontrollieren. Sie blockieren einen physiologischen Prozess. Sie bringen ein System durcheinander, das wir noch nicht vollständig verstehen.

Einfach gesagt, wir können nicht erwarten, dass eine Pille oder ein angereichertes Nahrungsmittel unseren Nährstoffbedarf auf dieselbe Weise befriedigt, wie echte Nahrung dies vermag. Es kümmert mich nicht, was auf den Warenaufklebern steht; wählen Sie Lebensmittel ohne Aufkleber! Und hören Sie auf, Vitamine zu nehmen.

63 Keine Auszeiten

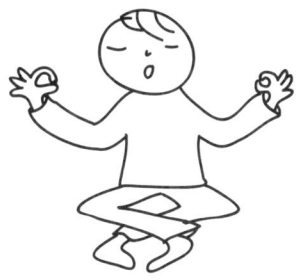

Jeder, der ständig bis spät in die Nacht hinein gearbeitet hat oder lange Zeit keinen erholsamen Urlaub mehr hatte, weiß, dass die Belastbarkeitsgrenze bald erreicht sein wird. Das ist der Punkt, an dem wir dichtmachen und darum kämpfen müssen, produktiv zu sein, weil wir völlig erschöpft sind und unbedingt eine Auszeit brauchen. Viel zu viele Menschen versuchen, ihre Müdigkeit mit sporadischem Urlaub zu kurieren, statt über das ganze Jahr hinweg in bestimmten Abständen Auszeiten einzuplanen. Bei Auszeiten geht es nicht einfach nur darum, dass Sie für eine Weile Ihren beruflichen und häuslichen Pflichten entkommen; wichtig ist auch, dass Sie sich in einer geruhsamen Umgebung, in der das Gehirn eine Verschnaufpause erhält und Sie mit dem Multitasking aufhören, einmal richtig entspannen. Das wird Ihnen letztlich helfen, kreativer und produktiver zu sein, wenn Sie wieder zurück an die Arbeit müssen.

Gehen Sie achtsam mit Technologien wie Telefonen

und Computern einschließlich der Handgeräte um. Diese wunderbaren Geräte sorgen zwar dafür, dass wir auch kleinste Zeitfenster unterhaltsam und unter Umständen produktiv füllen können. Doch der regelmäßige Gebrauch dieser Geräte kann eine unerwartete Nebenwirkung haben: Wenn wir unser Gehirn mit digitalem Input beschäftigt halten, verpassen wir die Chance auf eine Auszeit, die es uns ermöglichen könnte, Informationen besser aufzunehmen und zu behalten oder neue Ideen zu entwickeln. Sinnvoll wäre es, ein- oder zweimal pro Woche für kurze Zeit die Finger von diesen Geräten zu lassen. Beginnen Sie mit zwanzig Minuten, in denen Sie jegliche Medien und Technologien vollständig meiden. Tun Sie in dieser Zeit etwas anderes Vergnügliches wie ein Buch lesen oder einen flotten Spaziergang machen (ohne Handy). Bauen Sie regelmäßige Auszeiten in Ihren Tagesablauf ein. Ihr Gehirn und Ihr Körper werden es Ihnen danken.

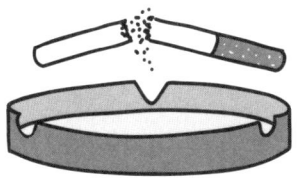

Ihre Lungen haben eine Menge Arbeit und brauchen die zusätzliche Entzündung und Reizung nicht, die der Tabak erzeugt. Täglich strömen fast 9000 Liter Luft in ein Organ mit der Oberfläche eines Tennisplatzes. Bei diesem Vorgang muss schon ohne die zusätzlichen Giftstoffe aus dem Tabak genug aus der Luft herausgefiltert werden.

Neben dem Übergewicht gehört Rauchen zu den führenden Risikofaktoren für praktisch alle chronischen Krankheiten. Es kann Ihr Risiko für alle Arten von Leiden signifikant erhöhen und Ihre Lebensqualität beeinträchtigen. Jeder, der diese Gewohnheit aufgibt, tut eine Menge für seine Gesundheit und für die Aussicht auf ein langes Leben.

Rauchen kann zwar dauerhaften Schaden verursachen, doch die gute Nachricht ist, dass die Lungen sich erholen können, sobald Sie damit aufhören. Und es ist nie zu spät, das Rauchen aufzugeben.

Marihuana zu kaufen und zu rauchen mag zwar mancherorts legal sein, doch deswegen ist es noch lange nicht gut für Ihre Gesundheit. Wir wissen, dass Marihuana das Immunsystem schädigen kann und das Risiko für Atemwegserkrankungen, Krebs und psychische Störungen wie Depressionen und Gedächtnisstörungen erhöht.

65 Die Geheimhaltung medizinischer Informationen

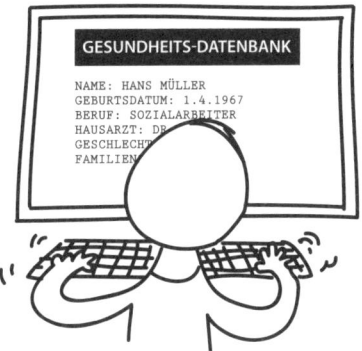

Die Geheimhaltung Ihrer medizinischen Daten wird Ihnen mehr schaden als nützen. Sie brauchen nicht jedem Ihren Namen, Ihr Gewicht, Ihren Cholesterinspiegel und Ihre Gesundheitsprobleme zu verraten. Doch wenn Sie die Möglichkeit haben, Ihre Informationen anonym mit der Wissenschaft (und der Welt im Allgemeinen) zu teilen, sollten Sie dies tun. Das hilft uns, die Art von Datenbank aufzubauen, die wir brauchen, um bessere Technologien und Therapien zu entwickeln und, ja, Sie und Ihre Familie zu retten. Es geht hier nicht darum, in Ihre Privatsphäre einzudringen. Wir brauchen einfach die Ausgangsdaten, um neue Wege zu finden, den Menschen ein längeres Leben zu ermöglichen.

Am besten illustriert dies vielleicht die Tatsache, dass Google im Herbst 2008 eine Grippewelle voraussagte, drei Wochen bevor die Centers for Disease Control dies taten. Wie war dies möglich? Google überprüfte, wie viele Leute Suchbegriffe wie »Fieber«, »Schüttelfrost« und »Grippe« eingaben und wo sie sich befanden. Da Millionen Menschen weltweit bei ihrer Onlinesuche Muster schufen, die entdeckt und identifiziert werden konnten, war Google in der Lage, zu einem so frühen Zeitpunkt eine korrekte Vorhersage zu treffen. Das hatte zur Folge, dass die Gesundheitsbehörden rechtzeitig alarmiert und mobilisiert wurden, notwendige Maßnahmen zu ergreifen.

Teilen Sie Informationen also brüderlich. Und wenn Ihr Arbeitgeber ein interaktives unternehmenseigenes Wellnessprogramm anbietet, dann machen Sie mit!

Teil III
Ärztliche Anordnungen

In diesem Teil möchte ich Ihnen nach Jahrzehnten gegliederte To-do-Listen an die Hand geben, die vom regelmäßigen Sammeln persönlicher Daten bis hin zu den Präventivmaßnahmen reichen, die Sie in jedem Alter ergreifen können. Die To-do-Liste eines Zwanzig- bis Dreißigjährigen wird sich ein wenig von der seiner über fünfzigjährigen Mutter unterscheiden. Wie alle Empfehlungen in diesem Buch basieren auch die folgenden auf wissenschaftlichen Forschungsergebnissen und entsprechen den von Medizinern allgemein anerkannten Richtlinien.

20er

✓ **Blutdruck:** Überprüfen Sie ihn mindestens einmal pro Jahr oder häufiger, wenn er zuvor ungewöhnlich hoch oder niedrig war.

✓ **Cholesterinwerte im nüchternen Zustand:** Lassen Sie Ihren Cholesterinspiegel messen, nachdem Sie neun bis zwölf Stunden lang nichts gegessen haben. Dadurch erhalten Sie ein genaueres Bild Ihrer wichtigen Lipidwerte: Gesamtcholesterin, LDL- und HDL-Cholesterin sowie Triglyceridwerte. Machen Sie diesen Test alle fünf Jahre oder öfter, wenn Ihr Testergebnis anormal war.

- ✓ **Zahngesundheit:** Gehen Sie einmal pro Jahr zur Zahnvorsorge und professionellen Zahnreinigung. Gehen Sie zweimal pro Jahr, falls Sie zu Problemen wie Karies neigen.
- ✓ **Augengesundheit:** Lassen Sie Ihre Augen alle zwei Jahre oder so oft, wie Ihr Hausarzt es Ihnen empfiehlt, von einem Ophthalmologen (Augenarzt) überprüfen.
- ✓ **Sexuelle Gesundheit:** Lassen Sie sich auf Geschlechtskrankheiten testen. Frauen sollten jährlich einen Pap-Abstrich und eine gynäkologische Untersuchung durchführen lassen.
- ✓ **Impfungen:** Gehen Sie, falls noch nicht geschehen, mit 19 zur Tetanus-Diphtherie-Auffrischungsimpfung und zur HPV(Humane Papilloma-Viren)-Impfung und jährlich zur Grippeschutzimpfung. Alle, die 1980 oder später geboren wurden, sollten eine zweite Varizellenimpfung (Windpocken) erhalten.
- ✓ **Hautuntersuchung:** Untersuchen Sie Ihre Haut einmal im Monat auf Flecken oder Veränderungen, und gehen Sie einmal pro Jahr zum Dermatologen zur Hautuntersuchung.
- ✓ **Hodenuntersuchung:** Führen Sie eine monatliche Selbstuntersuchung durch, vor allem wenn in Ihrer Familie Hodenkrebs vorkommt.
- ✓ **Brustuntersuchung:** Führen Sie eine monatliche Selbstuntersuchung durch, vor allem wenn in Ihrer Familie Brustkrebs vorkommt.
- ✓ **Sport:** Entwickeln Sie ein persönliches Trainingsprogramm, überwachen Sie tagsüber Ihre körperlichen Aktivitäten mit einem Akzelerometer, und entwickeln Sie für jeden Tag Ihr persönliches Aktivitätsziel.
- ✓ **Diabetes-Screening:** Lassen Sie Ihr Hämoglobin-A$_{1C}$

(auch glykosyliertes Hämoglobin genannt) testen, wenn in Ihrer Familie Diabetes vorkommt, Ihr BMI über oder bei 25 liegt oder Sie einen Schwangerschaftsdiabetes hatten. Der HbA_{1C}-Test ermittelt Ihren durchschnittlichen Blutzuckerwert während der vergangenen drei Monate und ist ein besserer Indikator Ihres Werts als ein Test, der Ihren Blutzuckerwert nur in einem ganz bestimmten Moment ermittelt.

30er

- ✓ **Blutdruck:** Überprüfen Sie ihn mindestens einmal pro Jahr oder häufiger, wenn er zuvor ungewöhnlich hoch oder niedrig war.
- ✓ **Cholesterinwerte im nüchternen Zustand:** Lassen Sie Ihren Cholesterinspiegel alle fünf Jahre messen oder häufiger, wenn Ihr Testergebnis anormal war. Cholesterinwerte im nüchternen Zustand werden ermittelt, nachdem Sie neun bis zwölf Stunden lang nichts gegessen haben, und ergeben ein genaueres Bild.
- ✓ **Zahngesundheit:** Gehen Sie einmal pro Jahr zur Zahnvorsorge und professionellen Zahnreinigung. Gehen Sie zweimal pro Jahr, falls Sie zu Problemen wie Karies neigen.
- ✓ **Augengesundheit:** Lassen Sie Ihre Augen alle zwei Jahre oder so oft, wie Ihr Hausarzt es Ihnen empfiehlt, von einem Ophthalmologen (Augenarzt) überprüfen.
- ✓ **Sexuelle Gesundheit:** Lassen Sie sich auf Geschlechtskrankheiten testen. Frauen sollten jährlich einen Pap-Abstrich und eine gynäkologische Untersuchung durchführen lassen.

- ✓ **Impfungen:** Gehen Sie zu Auffrischungsimpfungen und zur jährlichen Grippeschutzimpfung.
- ✓ **Hautuntersuchung:** Untersuchen Sie Ihre Haut einmal im Monat auf Flecken oder Veränderungen, und gehen Sie einmal pro Jahr zum Dermatologen zur Hautuntersuchung.
- ✓ **Hodenuntersuchung:** Führen Sie eine monatliche Selbstuntersuchung durch, vor allem wenn in Ihrer Familie Hodenkrebs vorkommt.
- ✓ **Brustuntersuchung:** Führen Sie eine monatliche Selbstuntersuchung durch, vor allem wenn in Ihrer Familie Brustkrebs vorkommt.
- ✓ **Sport:** Entwickeln Sie ein persönliches Trainingsprogramm, überwachen Sie tagsüber Ihre körperlichen Aktivitäten mit einem Akzelerometer, und entwickeln Sie für jeden Tag Ihr persönliches Aktivitätsziel.
- ✓ **Diabetes-Screening:** Lassen Sie Ihr Hämoglobin-A_{1C} (auch glykosyliertes Hämoglobin genannt) testen, wenn in Ihrer Familie Diabetes vorkommt, Ihr BMI über oder bei 25 liegt oder Sie einen Schwangerschaftsdiabetes hatten. Der HbA_{1C}-Test ermittelt Ihren durchschnittlichen Blutzuckerwert während der vergangenen drei Monate und ist ein besserer Indikator Ihres Werts als ein Test, der Ihren Blutzuckerwert nur in einem ganz bestimmten Moment ermittelt.

40er

- ✓ **Blutdruck:** Lassen Sie ihn mindestens einmal pro Jahr oder, wenn er zuvor ungewöhnlich hoch oder niedrig war, auch häufiger von Ihrem Hausarzt messen. Messen Sie Ihren Blutdruck zu Hause regelmäßiger und halten Sie Ihre Werte fest. Notieren Sie sich auch bestimmte Muster, die auftreten, wie einen nachmittags steigenden und nach dem Sport sinkenden Blutdruck.

- ✓ **Cholesterinwerte im nüchternen Zustand und Entzündungsmarker:** Lassen Sie diese alle drei bis fünf Jahre testen oder häufiger, wenn Ihr Testergebnis anormal war. Entzündungsmarker sind Blutwerte, die eine systemische Entzündung im Körper anzeigen, also signalisieren, dass etwas nicht in Ordnung ist.
- ✓ **Zahngesundheit:** Gehen Sie einmal pro Jahr zur Zahnvorsorge und professionellen Zahnreinigung. Gehen Sie zweimal pro Jahr, falls Sie zu Problemen wie Karies neigen.
- ✓ **Augengesundheit:** Lassen Sie Ihre Augen alle zwei Jahre oder so oft, wie Ihr Hausarzt es Ihnen empfiehlt, von einem Ophthalmologen (Augenarzt) überprüfen.
- ✓ **Sexuelle Gesundheit:** Lassen Sie sich auf Geschlechtskrankheiten testen. Frauen sollten jährlich einen Pap-Abstrich und eine gynäkologische Untersuchung durchführen lassen.
- ✓ **Impfungen:** Gehen Sie zu Auffrischungsimpfungen und zur jährlichen Grippeschutzimpfung.
- ✓ **Hautuntersuchung:** Untersuchen Sie Ihre Haut einmal im Monat auf Flecken oder Veränderungen, und gehen Sie einmal pro Jahr zum Dermatologen zur Hautuntersuchung.
- ✓ **Hodenuntersuchung:** Führen Sie eine monatliche Selbstuntersuchung durch, vor allem wenn in Ihrer Familie Hodenkrebs vorkommt.
- ✓ **Brustuntersuchung:** Führen Sie eine monatliche Selbstuntersuchung durch, vor allem wenn in Ihrer Familie Brustkrebs vorkommt. Fragen Sie, wann Sie

zum ersten Mal zur Mammografie gehen sollten. Eine jährliche Mammografie in dieser Altersgruppe senkt nachweislich die Sterblichkeit aufgrund von Brustkrebs, wird aufgrund unterschiedlicher Risiko-Nutzen-Analysen aber nicht von allen Fachverbänden empfohlen. Besprechen Sie jährlich mit Ihrem Arzt die Möglichkeiten der Brustuntersuchung.

✓ **Sport:** Entwickeln Sie ein persönliches Trainingsprogramm, überwachen Sie tagsüber Ihre körperlichen Aktivitäten mit einem Akzelerometer, und entwickeln Sie für jeden Tag Ihr persönliches Aktivitätsziel.

✓ **Diabetes-Screening:** Lassen Sie Ihren Blutzucker mindestens einmal im Jahr testen und häufiger, wenn Ihr Testergebnis anormal war. Mit 45 sollten Sie sich auch einem HbA_{1C}-Test unterziehen. Dieser Test ermittelt Ihren durchschnittlichen Blutzuckerwert während der vergangenen drei Monate und ist ein besserer Indikator Ihres Werts als ein Test, der Ihren Blutzuckerwert nur in einem ganz bestimmten Moment ermittelt.

✓ **Prostatauntersuchung:** Lassen Sie einen PSA-Test (ein Indikator für Prostatakrebs) durchführen, wenn in Ihrer Familie Prostatakrebs vorkommt; ansonsten können Sie warten, bis Sie fünfzig sind.

✓ **Vorbeugende Medikamente:** Besprechen Sie mit Ihrem Arzt, ob die tägliche Einnahme von Aspirin (75 oder 100 Milligramm) und einem Statin, basierend auf Ihrer Familiengeschichte und Ihren persönlichen Risikofaktoren, als vorbeugende Therapie Sinn macht.

50er

✓ **Blutdruck:** Lassen Sie ihn mindestens einmal pro Jahr oder, wenn er zuvor ungewöhnlich hoch oder niedrig war, auch häufiger von Ihrem Hausarzt messen. Messen Sie Ihren Blutdruck zu Hause regelmäßiger und halten Sie Ihre Werte fest. Notieren Sie sich auch bestimmte Muster, die auftreten, wie einen nachmittags steigenden und nach dem Sport sinkenden Blutdruck.

✓ **Cholesterinwerte im nüchternen Zustand und Entzündungsmarker:** Lassen Sie diese Werte alle drei bis fünf Jahre testen oder häufiger, wenn Ihre Testergebnisse anormal waren.

✓ **Darmuntersuchung:** Lassen Sie einmal im Jahr einen Test auf okkultes Blut im Stuhl durchführen, und gehen Sie, je nachdem, was Ihr Hausarzt für Sie persönlich als sinnvoll erachtet, alle fünf bis zehn Jahre zur Koloskopie (Darmspiegelung).

✓ **Zahngesundheit:** Gehen Sie einmal pro Jahr zur Zahnvorsorge und professionellen Zahnreinigung. Gehen Sie zweimal pro Jahr, falls Sie zu Problemen wie Karies neigen.

✓ **Diabetes-Screening:** Lassen Sie Ihren Blutzucker – einschließlich des HbA_{1C}-Tests – mindestens einmal im Jahr untersuchen und häufiger, wenn Ihr Testergebnis anormal war.

✓ **Augengesundheit:** Lassen Sie Ihre Augen alle zwei Jahre oder so oft, wie Ihr Hausarzt es Ihnen empfiehlt, von einem Ophthalmologen (Augenarzt) überprüfen.

✓ **Impfungen:** Gehen Sie zu Auffrischungsimpfungen und zur jährlichen Grippeschutzimpfung.

✓ **Osteoporose-Screening:** Lassen Sie, falls Risikofaktoren bestehen, eine Knochendichtemessung machen. Zu den Risikofaktoren gehören das Vorkommen von Osteoporose in Ihrer Familie, die Einnahme von Steroiden oder bestimmten anderen Medikamenten, die Menopause, eine »sesshafte« Lebensweise, übermäßiger Alkoholkonsum, Tabakkonsum, eine Essstörung oder eine chirurgische Gewichtsreduktion.

✓ **Prostatauntersuchung:** Lassen Sie jährlich eine Prostatauntersuchung durchführen, die Ihre PSA-Werte (die Indikatoren für Prostatakrebs) bestimmt.

✓ **Hautuntersuchung:** Untersuchen Sie Ihre Haut einmal im Monat auf Flecken oder Veränderungen, und gehen Sie einmal pro Jahr zum Dermatologen zur Hautuntersuchung.

✓ **Brustuntersuchung:** Führen Sie eine monatliche Selbstuntersuchung durch, vor allem wenn in Ihrer Familie Brustkrebs vorkommt. Gehen Sie, je nachdem, wie groß Ihr Erkrankungsrisiko ist, regelmäßig zur Mammografie.

✓ **Sport:** Entwickeln Sie ein persönliches Trainingsprogramm, überwachen Sie tagsüber Ihre körperlichen Aktivitäten mit einem Akzelerometer, und entwickeln Sie für jeden Tag Ihr persönliches Aktivitätsziel.

✓ **Vorbeugende Medikamente:** Besprechen Sie mit Ihrem Arzt, ob die tägliche Einnahme von Aspirin (75 oder 100 Milligramm) und einem Statin, basierend auf Ihrer Familiengeschichte und Ihren persönlichen Risikofaktoren, als vorbeugende Therapie Sinn macht.

60er

✓ **Abdominaler Ultraschall:** Lassen Sie diesen Test durchführen, wenn Sie älter als 65 sind und rauchen oder geraucht haben.

✓ **Blutdruck:** Lassen Sie ihn mindestens einmal pro Jahr oder, wenn er zuvor ungewöhnlich hoch oder niedrig war, häufiger von Ihrem Hausarzt messen. Messen Sie

Ihren Blutdruck zu Hause regelmäßiger und halten Sie Ihre Werte fest. Notieren Sie sich auch bestimmte Muster, die auftreten, wie einen nachmittags steigenden und nach dem Sport sinkenden Blutdruck.

✓ **Cholesterinwerte im nüchternen Zustand und Entzündungsmarker:** Lassen Sie diese alle fünf Jahre testen oder häufiger, wenn Ihre Testergebnisse anormal waren.

✓ **Darmuntersuchung:** Lassen Sie einmal im Jahr eine Darmuntersuchung durchführen. Dazu gehören bis zum Alter von 75 alle zehn Jahre eine Koloskopie, alle drei Jahre ein Test auf okkultes Blut im Stuhl mit einer Sigmoidoskopie (kleine Darmspiegelung) alle fünf Jahre oder ein jährlicher Test auf okkultes Blut im Stuhl.

✓ **Zahngesundheit:** Gehen Sie einmal pro Jahr zur Zahnvorsorge und professionellen Zahnreinigung. Gehen Sie zweimal pro Jahr, falls Sie zu Problemen wie Karies neigen.

✓ **Diabetes-Screening:** Lassen Sie den Hämoglobin-A_{1C}-Wert alle drei Jahre oder so oft untersuchen, wie Ihr Hausarzt dies empfiehlt.

✓ **Augengesundheit:** Lassen Sie Ihre Augen alle zwei Jahre oder so oft, wie Ihr Hausarzt es Ihnen empfiehlt, von einem Ophthalmologen (Augenarzt) überprüfen.

✓ **Impfungen:** Gehen Sie zu Auffrischungsimpfungen und zur jährlichen Grippeschutzimpfung. Lassen Sie sich nach dem sechzigsten Lebensjahr einmal gegen Gürtelrose/Herpes Zoster und mit 65 einmal gegen Pneumokokken impfen.

✓ **Hörtest:** Wenn Sie über 65 sind, sollten Sie Ihr Hörvermögen testen lassen.

✓ **Osteoporose-Screening:** Lassen Sie, falls Risikofaktoren bestehen, eine Knochendichtemessung machen, in jedem Fall mit 65.

✓ **Prostatauntersuchung:** Lassen Sie jährlich eine Prostatauntersuchung durchführen.

✓ **Brustuntersuchung:** Führen Sie eine monatliche Selbstuntersuchung durch, vor allem wenn in Ihrer Familie Brustkrebs vorkommt. Gehen Sie, je nachdem, wie groß Ihr Erkrankungsrisiko ist, regelmäßig zur Mammografie.

✓ **Hautuntersuchung:** Untersuchen Sie Ihre Haut einmal im Monat auf Flecken oder Veränderungen, und gehen Sie einmal pro Jahr zum Dermatologen zur Hautuntersuchung.

✓ **Sport:** Entwickeln Sie ein persönliches Trainingsprogramm, überwachen Sie tagsüber Ihre körperlichen Aktivitäten mit einem Akzelerometer, und entwickeln Sie für jeden Tag Ihr persönliches Aktivitätsziel.

✓ **Vorbeugende Medikamente:** Besprechen Sie mit Ihrem Arzt, ob die tägliche Einnahme von Aspirin (75 oder 100 Milligramm) und einem Statin, basierend auf Ihrer Familiengeschichte und Ihren persönlichen Risikofaktoren, als vorbeugende Therapie Sinn macht.

70er und älter

✓ **Abdominaler Ultraschall:** Lassen Sie diesen Test durchführen, wenn Sie rauchen oder geraucht haben.

✓ **Blutdruck:** Lassen Sie ihn mindestens einmal pro Jahr oder, wenn er zuvor ungewöhnlich hoch oder niedrig war, auch häufiger von Ihrem Hausarzt messen. Messen Sie Ihren Blutdruck zu Hause regelmäßiger, und halten Sie Ihre Werte fest. Notieren Sie sich auch bestimmte Muster, die auftreten, wie einen nachmittags steigenden und nach dem Sport sinkenden Blutdruck.

✓ **Cholesterinwerte im nüchternen Zustand und Entzündungsmarker:** Lassen Sie diese jährlich testen oder häufiger, wenn Ihre Testergebnisse anormal waren.

✓ **Darmuntersuchung:** Lassen Sie einmal im Jahr einen Test auf okkultes Blut im Stuhl durchführen, und gehen Sie, je nachdem, was Ihr Hausarzt für Sie persönlich als sinnvoll erachtet, alle fünf bis zehn Jahre zur Koloskopie.

✓ **Zahngesundheit:** Gehen Sie einmal pro Jahr zur Zahnvorsorge und professionellen Zahnreinigung. Gehen Sie zweimal pro Jahr, falls Sie zu Problemen wie Karies neigen.

✓ **Diabetes-Screening:** Lassen Sie den Hämoglobin-A_{1C}-Wert alle drei Jahre oder so oft untersuchen, wie Ihr Hausarzt dies empfiehlt.

✓ **Augengesundheit:** Lassen Sie Ihre Augen alle zwei Jahre oder so oft, wie Ihr Hausarzt es Ihnen empfiehlt, von einem Ophthalmologen (Augenarzt) überprüfen.

✓ **Impfungen:** Gehen Sie zu Auffrischungsimpfungen und zur jährlichen Grippeschutzimpfung. Lassen Sie sich nach dem siebzigsten Lebensjahr gegen Pneumokokken impfen, soweit dies nicht in den Sechzigern geschehen ist.

✓ **Hörtest:** Falls Ihr Hörvermögen nachlässt, sollten Sie es testen lassen.

✓ **Prostatauntersuchung:** Lassen Sie jährlich eine Prostatauntersuchung durchführen.

✓ **Brustuntersuchung:** Führen Sie eine monatliche

Selbstuntersuchung durch, vor allem wenn in Ihrer Familie Brustkrebs vorkommt. Gehen Sie, je nachdem, wie groß Ihr Erkrankungsrisiko ist, regelmäßig zur Mammografie.

✓ **Hautuntersuchung:** Untersuchen Sie Ihre Haut einmal im Monat auf Flecken oder Veränderungen, und gehen Sie einmal pro Jahr zum Dermatologen zur Hautuntersuchung.

✓ **Sport:** Entwickeln Sie ein persönliches Trainingsprogramm, überwachen Sie tagsüber Ihre körperlichen Aktivitäten mit einem Akzelerometer und entwickeln Sie für jeden Tag Ihr persönliches Aktivitätsziel.

✓ **Vorbeugende Medikamente:** Besprechen Sie mit Ihrem Arzt, ob die tägliche Einnahme von Aspirin (75 oder 100 Milligramm) und einem Statin, basierend auf Ihrer Familiengeschichte und Ihren persönlichen Risikofaktoren, als vorbeugende Therapie Sinn macht.

Gesundheitslisten

Nachstehend sind einige von mir selbst erarbeitete Gesundheitslisten aufgeführt sowie ein paar andere, die ich mithilfe leicht erhältlicher Quellen zusammengestellt habe. Sie sind der maßgebliche Spickzettel und dienen als Erinnerungshilfe für Schlüsseldaten, Regeln und Ideen.

Die wichtigsten Dinge, die Sie unabhängig von Ihrem Alter tun können, um gesund zu bleiben, sind:

✓ Gehen Sie jährlich zur Gesundheitsuntersuchung. Suchen Sie sich einen Arzt, und vereinbaren Sie einmal pro Jahr zur selben Zeit einen Termin für diesen Checkup. Die meisten Leute lassen eine solche Untersuchung nicht jährlich durchführen, vor allem, wenn sie jung und gesund sind. Doch regelmäßige Check-ups, präventive Screeningtests und Impfungen gehören zum Wichtigsten, was Sie zum Erhalt Ihrer Gesundheit tun können. Arbeiten Sie einen persönlichen Gesundheitsfragebogen wie den auf meiner Website (http://david agus.com/hq) durch, und nehmen Sie ihn ausgefüllt mit in die Praxis Ihres Arztes.

✓ Informieren Sie sich über Ihre Familiengeschichte. Die Familienanamnese gehört zu den am wenigsten beachteten, aber nützlichsten Hilfsmitteln zum Verständnis Ihrer Gesundheit. Sie beeinflusst unter anderem die Höhe Ihres Risikos für Krebs, Diabetes, Herzkrankheiten und Schlaganfall. Reden Sie also mit Ihrer Familie, und haben Sie ein besonderes Augenmerk auf die Krankheiten, die ein direkter Verwandter hat oder hatte.

✓ Rauchen Sie nicht. Falls Sie rauchen, hören Sie damit auf! Verglichen mit Nichtrauchern ist das Risiko von männlichen Rauchern, Lungenkrebs zu bekommen, rund 23-mal so hoch. Rauchen ist für etwa 90 Prozent aller Todesfälle aufgrund von Lungenkrebs verantwortlich und verdoppelt Ihr Risiko für ein Herzleiden.

✓ Seien Sie körperlich aktiv. Sollten Sie dies bislang nicht sein, fangen Sie klein an und arbeiten Sie sich hoch auf ein Minimum von 30 Minuten moderaten Sports im aeroben Bereich, den Sie an den meisten Tagen der Woche treiben sollten. Bewegen Sie sich auch bei der Arbeit und bei anderen Aktivitäten. Langes Sitzen erhöht das Krankheitsrisiko. Alles zählt – nehmen Sie die Treppe statt den Aufzug, gehen Sie während der Mittagspause 20 Minuten spazieren, und parken Sie Ihr Auto, wenn Sie zum Einkaufen fahren, am hinteren Ende des Parkplatzes.

✓ Halten Sie sich an feste Zeiten. Achten Sie darauf, so weit wie möglich jeden Tag zur selben Zeit zu essen, zu schlafen und Sport zu treiben.

✓ Lernen Sie Ihren Körper kennen. Notieren Sie sich alle ungewöhnlichen Reaktionen Ihres Körpers, und besprechen Sie sie mit Ihrem Arzt.

✓ Ernähren Sie sich gesund. Essen Sie viel Obst, Gemüse und Vollkornprodukte, und wählen Sie gesunde Proteine wie mageres Fleisch, Geflügel, Fisch, Bohnen und Nüsse. Essen Sie Nahrungsmittel, die wenig gehärtete Fette, Salz und Zuckerzusätze enthalten. Mäßigung ist das Zauberwort!

✓ Halten Sie ein gesundes Gewicht. Stellen Sie ein gutes Gleichgewicht her zwischen den Kalorien, die Sie durch Nahrungsmittel und Getränke zu sich nehmen, und jenen, die Sie durch körperliche Aktivitäten verbrennen. Nur 33 Prozent aller Erwachsenen haben ein ihrer Größe entsprechendes gesundes Gewicht. Fettleibigkeit und Übergewicht sind ein Hauptrisikofaktor für chronische Leiden, einschließlich Diabetes Typ 2, kardiovaskuläre Erkrankungen, Bluthochdruck, Schlaganfall und bestimmte Krebsarten.

✓ Lernen Sie, mit Stress umzugehen. Stress, vor allem chronischer Stress, kann eine Rolle beim Ausbruch oder bei der Verschlimmerung einer Krankheit spielen. Mit Stress umgehen zu können ist entscheidend für Ihre Gesundheit und Ihr Wohlergehen. Nehmen Sie sich jeden Tag eine Auszeit, während der Sie einen Spaziergang machen oder etwas anderes Entspannendes tun.

✓ Trinken Sie Alkohol nur in Maßen. Alkohol kann Teil einer gesunden, ausgewogenen Ernährung sein, doch nur, wenn er in Maßen konsumiert wird. Das heißt, nicht mehr als zwei Drinks am Tag für Männer und ein Drink für Frauen (ein Standarddrink ist eine 0,5-l-Flasche Bier oder Weinschorle, ein 0,2-l-Glas Wein oder ein 4-cl-Glas 80-prozentige Spirituosen).

✓ Schlafen Sie gut. Die Qualität Ihres Schlafs kann entscheidend dafür sein, wie viel Sie essen, wie gut Ihr Stoffwechsel funktioniert, wie dick oder dünn Sie sind, wie gut Sie Infektionen abwehren und wie gut Sie mit Stress umgehen können. Behalten Sie einen regelmäßigen Schlafrhythmus bei; stets um etwa dieselbe Zeit ins Bett zu gehen und aufzustehen ist entscheidend.

✓ Vermeiden Sie Vitamine und Nahrungsergänzungsmittel, es sei denn, Ihr Arzt hält sie in Ihrem Fall für notwendig.

✓ Besprechen Sie die Rolle von Aspirin und Statinen. Fragen Sie Ihren Arzt nach der Verwendung dieser präventiven Medikamente, wenn Sie vierzig Jahre oder älter sind.

**Die Top 10 der Maßnahmen,
Ihr Krankheitsrisiko zu verringern**

Diese Maßnahmen heute zu ergreifen kann Ihr Erkrankungsrisiko verringern, vor allem für die beiden am meisten gefürchteten Krankheiten im Alter: Krebs und Demenz.

1. Essen Sie echte Nahrung und halten Sie regelmäßige Essenszeiten ein.

2. Vermeiden Sie Vitaminpillen und Nahrungsergänzungsmittel.

3. Besprechen Sie die Einnahme von Aspirin und Statinen mit Ihrem Arzt, wenn Sie auf die vierzig zugehen.

4. Lassen Sie regelmäßig die empfohlenen Krebs-Screenings durchführen.

5. Treiben Sie regelmäßig Sport, und bewegen Sie sich im Laufe des Tages.

6. Halten Sie ein gesundes Gewicht.

7. Meiden Sie den Konsum von Tabak.

8. Gehen Sie ohne Sonnenschutz nicht in die Sonne.

9. Meiden Sie Entzündungsquellen.

10. Gehen Sie jährlich zur Grippeschutzimpfung.

Die Top 10 der Dinge, die dazu beitragen, Kindern ein Bewusstsein für Gesundheit und Wohlergehen zu vermitteln

1. Erklären Sie, warum. Allzu oft sagen wir unseren Kindern nur, was sie tun sollen, ohne die dahinterstehenden Gründe zu erklären. Falls Sie sie nicht kennen, finden Sie sie heraus.

2. Sehen Sie sich die Jamie-Oliver-Videos zu Kindern und Ernährung an. Zugang zu Jamies Videos haben Sie unter http://www.youtube.com/unser/JamieOliver.

3. Seien Sie ein gutes Vorbild.

4. Fördern Sie körperliche Aktivitäten.

5. Vermitteln Sie ihnen den bedeutenden Stellenwert digitalfreier Auszeiten.

6. Impfungen, Impfungen, Impfungen.

7. Nehmen Sie sie mit zum Einkauf von Lebensmitteln

und zum Bauernmarkt und motivieren Sie sie zum Mitmachen, wenn Sie kochen.

8. Sollte jemand in der Familie krank sein, dann bestärken Sie die Kinder darin, Aufgaben zu übernehmen. Organisieren Sie eine Spendensammlung, klären Sie andere auf oder entwickeln Sie einen Plan, wie das Kind dem Betroffenen helfen kann.

9. Bereiten Sie die Kinder auf Besuche beim Kinderarzt vor, indem Sie sie dazu anhalten, sich selbst zu untersuchen. Überprüfen Sie mit ihnen alles von Kopf bis Fuß, um zu sehen, ob etwas wehtut oder sich etwas verändert hat. Regen Sie sie dazu an, für ihren Arzt eine Liste mit Fragen zu erstellen.

10. Halten Sie sie dazu an, eine Liste mit ihren medizinischen Daten zu führen: Gewicht und Größe über die Jahre hinweg, Impfungen, Krankenhausaufenthalte usw. Das wird ihnen bald das Gefühl vermitteln, dass sie Einfluss auf ihre Gesundheit nehmen. Erlauben Sie es ihnen, auch mal allein mit ihrem Arzt zu sprechen.

Die Top 10 der Todesursachen in den Vereinigten Staaten *

1. Herzkrankheiten: 597 689 Todesfälle
2. Krebs: 574 743 Todesfälle
3. Chronische Atemwegserkrankungen: 138 080 Todesfälle
4. Schlaganfall (zerebrovaskuläre Erkrankungen): 129 476 Todesfälle

---

* Daten der Centers for Disease Control and Prevention zu den Todesfällen in den Vereinigten Staaten für das Kalenderjahr 2010.

5. Unfallverletzungen: 120 859 Todesfälle
6. Alzheimerkrankheit: 83 494 Todesfälle
7. Diabetes: 69 071 Todesfälle
8. Nierenentzündung, nephrotisches Syndrom und Nephrosen: 50 476 Todesfälle
9. Grippe und Lungenentzündung: 50 097 Todesfälle
10. Absichtliche Selbstverletzung (Selbstmord): 38 364 Todesfälle

Top 10 Todesursachen weltweit*

1. Ischämische Herzkrankheit: 7,25 Millionen Todesfälle (12,8 Prozent aller Todesfälle)
2. Schlaganfall und andere zerebrovaskuläre Erkrankungen: 6,15 Millionen Todesfälle (10,8 %)
3. Atemwegsinfektionen: 3,46 Millionen Todesfälle (6,1 %)
4. Chronisch obstruktive Lungenerkrankung: 3,28 Millionen Todesfälle (5,8 %)
5. Durchfallerkrankungen: 2,46 Millionen Todesfälle (4,3 %)
6. HIV/Aids: 1,78 Millionen Todesfälle (3,1 %)
7. Luftröhren-, Bronchial- und Lungenkrebs: 1,39 Millionen Todesfälle (2,4 %)
8. Tuberkulose: 1,34 Millionen Todesfälle (2,4 %)
9. Diabetes mellitus: 1,26 Millionen Todesfälle (2,2 %)
10. Verkehrsunfälle: 1,21 Millionen Todesfälle (2,1 %)

* Daten der Weltgesundheitsorganisation zu weltweiten Todesfällen für das Kalenderjahr 2008.

Verbreitete Mythen über Gewichtsabnahme[*]

- Wenig kann sehr viel bewirken. Sie können sich schlank gehen. Richtig: Es bedarf einiger Anstrengung, Gewicht zu verlieren. Ein flotter Spaziergang pro Tag reicht nicht, um abzunehmen und das Gewicht dann zu halten.
- Nur realistische Ziele werden Ihnen helfen, abzunehmen. Richtig: Sie können sich ein absurdes Ziel setzen und dennoch mit dem Abnehmen vorankommen.
- Wenn Sie zu ehrgeizig bei Ihren Abnehmbemühungen sind, werden Sie scheitern. Richtig: Sie können so ehrgeizig sein, wie Sie möchten, trotz der Enttäuschungen; das könnte Sie bei der Stange halten.
- Wenn Sie mental nicht bereit sind, Ihre Ernährung umzustellen, werden Sie keinen Erfolg haben. Richtig: Hier lässt sich schon mit ein bisschen Motivation viel erreichen. Wenn Sie ein Stück weit willens sind, Ihre Ernährung in einigen wenigen Punkten umzustellen, kann Ihr Bemühen von Erfolg gekrönt sein.
- Wenn Sie schnell Gewicht verlieren, werden Sie rasch wieder zunehmen. Richtig: Langsam und stetig funktioniert nicht immer. Bei manchen kann ein schneller Gewichtsverlust zu dauerhaftem Erfolg führen.

Die Top 10 der an gehärteten Fetten reichen Lebensmittel[**]

1. Backfett sowie Margarine und andere verarbeitete Brotaufstriche

---

[*] Quelle: http://www.nejm.org/doi/full/10.1056/NEJMsa1208051
[**] Quelle: http://www.webmed.com/diet/features/top-ten-foods-with-trans-fats?page=3

2. Fertige Backmischungen (für Kuchen und Gebäck)
3. Fertigsuppen (vor allem Ramennudeln, Tütensuppen)
4. Fast Food (vor allem frittierte Lebensmittel)
5. Tiefkühlware (Produkte wie tiefgefrorene Pasteten, Waffeln, Pizzen, panierte Fischstäbchen)
6. Gebackenes (vor allem industriell produzierte Backwaren wie Kuchen und Donuts)
7. Pommes frites und Cracker
8. Frühstückskost (Müsli und Energieriegel)
9. Kekse und andere Süßwaren (vor allem mit Creme gefüllte)
10. Toppings und Soßen (Produkte wie Kaffeeweißer, aromatisierter Kaffee, Bratensoßen und Salatdressings)

Die Top 10 der zuckerhaltigsten Lebensmittel*
1. Kristallzucker und andere Süßmittel (brauner Zucker, Honig, Rübensirup, Sorghumsirup)
2. Trinkpulver und Softdrinks
3. Bonbons und Nugat
4. Dörrobst
5. Kekse, Kuchen und Pasteten
6. Brotaufstriche, Marmeladen und Konfitüren
7. Müsli, Müsliriegel und Fertighaferflocken
8. Soßen (Produkte wie Ketchup, Schokoladensirup und Salatdressing)

* Quelle: http://www.healthaliciousness.com/articles/high-sugar-foods.php

9. Speiseeis, Milchshakes, Kaffeegetränke
10. Dosenobst in Sirup

Top-Lebensmittel mit hohem glykämischen Index[*]

1. Softdrinks, Sportgetränke und Obstsäfte
2. Weißbrot, Reis und Nudeln (nicht zu vergessen Bagels, Baguettes, Donuts, Waffeln, Pfannkuchen, Reisgebäck und Pizza)
3. Kartoffeln, Kartoffelchips und Pastinaken
4. Brezeln, Cracker und Kekse
5. Kuchen und die meisten Backwaren
6. Frühstückszerealien und Fertigflocken
7. Datteln, Rosinen, Wassermelonen
8. Die meisten Süßigkeiten

Die Top 11 der Fische mit Omega-3-Fettsäuren[**]

1. Alaska-Wildlachs
2. Rotforelle
3. Makrele
4. Pazifische Sardine
5. Kohlenfisch/Schwarzer Zackenbarsch aus Alaska oder Britisch-Kolumbien
6. Sardellen

[*] Quelle: http://www.health.harvard.edu/newsweek/Glycemic_index_and_glycemic_load_for_100_foods.htm
[**] Quelle: Vom US News and World Report erstellte Zusammenfassung der Programme des Environmental Defense Fund's Seafood Selector und des Monterey Bay Aquarium's Seafood Watch (http://health.usnews.com/health-news/diet-fitness/slideshows/best-fish)

7. Austern
8. Regenbogenforelle
9. Weißer Thunfisch aus den USA oder Kanada
10. Muscheln
11. Pazifischer Heilbutt

Die Top 10 der mit Quecksilber kontaminierten Fische[*]

1. Torpedobarsch (Golf von Mexiko)
2. Schwertfisch
3. Haifisch
4. Königsmakrele
5. Großaugenthun
6. Granatbarsch
7. Speerfisch
8. Spanische Makrele (Golf von Mexiko)
9. Zackenbarsch
10. Thunfisch

Die Top 5 der Verursacher von Lebensmittelvergiftungen[**]

1. Geflügel, kontaminiert mit *Campylobacter-Bakterien* oder *Salmonellen*
2. Rind- und Schweinefleisch mit dem Parasiten *Toxoplasma gondii*

[*] Quelle: US FDA Website-Daten für kommerziell gefangenen Fisch 1990–2010   (http://www.fda.gov/Food/FoodborneIllnessContaminants/Metals/ucm115644.htm).
[**] Quelle: Centers for Disease Control and Prevention

3. *Listerien* in Fleischdelikatessen und Milchprodukten wie Weichkäse
4. *Salmonellen* und *Noroviren* in Erzeugnissen mit mehreren Zutaten wie Salaten, die von Herstellern zusammengestellt werden (Blattgemüse ist eine wichtige Quelle für Lebensmittelvergiftungen)
5. *Salmonellen* in Eiern sowie Obst und Gemüse

Die Top 10 der Gründe, zur Notaufnahme zu gehen[*]

1. Atemnot
2. Schmerzen oder Druckgefühle in der Brust oder im Oberbauch
3. Ohnmacht, plötzliches Schwindelgefühl oder Schwächeanfall
4. Sehstörungen
5. Verwirrung oder Änderungen des mentalen Zustands
6. Jeder plötzliche oder heftige Schmerz
7. Unkontrolliertes Bluten
8. Schweres oder anhaltendes Erbrechen oder Durchfall
9. Husten oder Erbrechen von Blut
10. Selbstmord- oder Mordgedanken

Die Top 10 der Schutzmaßnahmen während der kalten Jahreszeit

1. Gehen Sie zur Grippeschutzimpfung, falls nicht bereits geschehen.
2. Waschen Sie sich regelmäßig gründlich die Hände.

[*] Quelle: The American College of Emergency Physicians

3. Vermeiden Sie es, sich mit anderen Besteck und Geschirr zu teilen.
4. Halten Sie sich von kranken Menschen fern.
5. Gehen Sie nicht zur Arbeit (und meiden Sie öffentliche Plätze), wenn Sie sich krank fühlen.
6. Halten Sie Zinklutschtabletten bereit.
7. Vermeiden Sie es, Ihr Gesicht zu berühren und mit den Händen zu essen.
8. Tragen Sie stets Handdesinfektionsmittel bei sich.
9. Meiden Sie stickige, schlecht belüftete Räume.
10. Halten Sie Arbeitsflächen im Haushalt sauber.

Die Top 10 der Gründe, spazieren zu gehen
1. Sie verhindern damit eine Gewichtszunahme und nehmen vielleicht sogar ab.
2. Sie verringern Ihr Krebsrisiko.
3. Sie verringern Ihr Risiko für Herzkrankheiten und für einen Schlaganfall.
4. Sie verringern Ihr Diabetesrisiko.
5. Sie fördern Ihre Gehirnleistung und Ihre Kreativität.
6. Ihre Laune bessert sich.
7. Sie bauen Stress ab.
8. Ein Spaziergang fördert die Verbindung mit der Natur und die Selbstreflexion.
9. Er macht Sie genauso wach wie eine Tasse Kaffee.
10. Sie werden länger leben.

Danksagung

Wie in meinem ersten Buch möchte ich auch an dieser Stelle meinen Patienten danken. Sie helfen mir, mein Wissen ständig zu erweitern. Danke, dass Sie es mir erlauben, Sie zu behandeln. Sie lehren mich Tag für Tag, wie der Körper arbeitet, und erinnern mich bei jedem Besuch daran, dass meine Arbeit noch bei Weitem nicht vollkommen ist. Die Medizin muss radikal verbessert werden, um jedem Einzelnen von uns helfen und ihn heilen zu können. Mein Dank gilt auch meinen Kritikern, denn ihre Aussagen und Ideen regen mein Denken an und helfen mir, meine Botschaft auszuformulieren und zu verdeutlichen.

Über Gesundheit aufzuklären ist nicht nur eine Ehre, sondern auch mit Verantwortung verbunden. Auf diesem Weg war ich nie allein, und ich bin vielen engagierten Menschen zu Dank verpflichtet. Dieses Buch bildet nicht nur den Höhepunkt meiner lebenslangen Arbeit im Gesundheitswesen, sondern ist auch das Resultat meiner Zusammenarbeit mit einem großen Team. Zuerst ist da meine Koautorin Kristin Loberg. Kristin und ich arbeiten jetzt seit fast drei Jahren zusammen, und als ich darüber nachdachte, ein weiteres Buch zu schreiben, war mir klar, dass dies nur zusammen mit ihr geschehen würde. Kristin ist eine phantastische Kollegin, eine scharfsinnige Denkerin, eine unglaublich talentierte Schriftstellerin und eine gute Freundin. Ich möchte Kristins Familie, Lawrence und Colin (und Baby Nummer zwei, das während der Arbeit an diesem Buch in ihr heranwuchs), dafür danken, dass sie mich während der vergangenen Jahre so viel wertvolle Zeit mit ihr verbringen ließen. Mein Dank und meine Bewunderung gelten auch Chieun Ko, deren wunderschöne Illustrationen die in diesem Buch dargelegten Ideen vereinfachen und die vergnügliche Seite der Gesundheitsfürsorge zeigen. Ein großes Dankeschön auch ihrer Familie, Brian und Luca, die Chi im vergangenen Jahr mit mir geteilt haben.

Ich danke Robert Barnett, der mich während der Arbeit an diesem Buch meisterhaft und fürsorglich vertreten, geschützt und geleitet hat, und David Povich, meinem liebevollen Anwalt und Beschützer. Sie beide haben sich außerordentlich um mich gekümmert.

In meiner noch jungen Karriere als Autor habe ich mit nur einem Verlag zusammengearbeitet, und ich könnte mir keine bessere und größere Unterstützung vorstellen. Danken möchte ich meinem Team bei Simon & Schuster, angefangen bei Priscilla Painton, deren Hilfe, Zuversicht und Kompetenz diesen Leitfaden ermöglicht haben. Ihr redaktionelles Geschick und ihre Erfahrung haben mir geholfen, ein viel besseres Buch zu schreiben. Danke auch den Mitgliedern ihres phantastischen Teams: Michael Accordino, Suzanne Donahue, Lance Fitzgerald, Larry Hughes, Nancy Inglis, Amy Ryan, Nancy Singer und Sydney Tanigawa sowie dem »big chief«, Jonathan Karp. Danke, dass Sie es mit mir ausgehalten und mich unermüdlich unterstützt haben.

Zu Dank verpflichtet bin ich auch meinem Team am USC Westside Cancer Center and Center for Applied Molecular Medicine, das es mir ermöglicht, sowohl Arzt als auch Forscher zu sein und Zeit zum Schreiben zu finden. Mein besonderer Dank gilt meiner hervorragenden Assistentin, Autumn, und dem Klinikteam: Adam, Angel, Claire, Julianne, Julie, Justine, Lisa, Olga, Robin, Shelly und Mitchell. Danke für eure Loyalität und Freundschaft und die tägliche Fürsorge, die ihr den Patienten zukommen lasst, die zu behandeln wir die Ehre haben. Dem Forschungsteam, Jonathan, Parag, Dan, Shannon, Paul, Kian, Kristina und Yvonne, ein Dankeschön dafür, dass es mein Denken vorantreibt und sich der Aufgabe widmet, bessere Methoden zur Behandlung von Krankheiten zu suchen.

Danken möchte ich auch jenen, die mich regelmäßig unterstützen und inspirieren; dazu gehören Jeff Fager, Sandy Gleysteen, Gayle King, Jonathan LaPook, Chris Licht, Norah O'Donnell, Karolyn Pearson, David Rhodes und Charlie Rose von CBS News, die es mir ermöglichen, aufzuklären und zu informieren. Ferner Dominick Anfuso, Marc Benioff, Gerald Breslauer, Eli Broad, Bill Campbell, Michael Dell, Larry Ellison, Robert Evans, Murray Gell-Mann, Al Gore, Brad Grey, Davis Guggenheim, Danny Hillis, Walter Isaacson, Peter Jacobs, Clifton Leaf, Max Nikias, Fabian Oberfeld, Howard Owens, Shimon Peres, Maury Povich, Carmen Puliafito, Bruce Ramer, Sumner Redstone, Joe Schoendorf, Dov Seidman, Bonnie Solow, Steven Spielberg, Elle Stephens, Yossi Vardi, Jay Walker, David Weissman und Neil Young: Ich weiß Ihre Mentorschaft, Ihre Freundschaft und Ihre Ratschläge aufrichtig zu schätzen.

Ich danke Steve Bennett und seinem Team bei Author-Bytes für ihr kreatives und dynamisches Website-Management sowie Josh Greenstein, Amy Powell und Karen Hermelin von Paramount Pictures für ihre phantastische Unterstützung dabei, den Menschen meine »Gesundheits«-Botschaft nahezubringen.

Schließlich möchte ich meiner Familie, Amy, Miles, Sydney und meinen Eltern, für ihre nie nachlassende Unterstützung und Liebe danken. Seit mehreren Generationen gehört es nun zu den besten und am häufigsten zitierten Traditionen unserer Familie, dass wir einander immer die Daumen drücken, und ich könnte mir keinen herzlicheren Fanklub vorstellen als den der Familien Povich und Agus. Danke euch allen für euren Rückhalt und dafür, dass ihr mein Anliegen, die gesundheitliche Versorgung und unsere Gesundheit zu verbessern, weit und breit bekannt macht.